イラストと語呂で楽しく学ぶ解剖学

神経インパクト

NERVE IMPACT

著・原田 晃
(お茶の水はりきゅう専門学校 副校長)

はじめに

　本書は、医療関連職の免許取得を目指している受験者を対象にした学習参考書です。医療関連職の国家試験をパスするためには、「解剖学」の知識は必須です。しかしながら、「解剖学」という学問は非常に複雑で難解なため、「解剖学」を苦手とする学習者は多いと思います。

　「解剖学」を難解な学問としてしまっている原因の一つは、本来、画像をイメージして記憶しなければならない知識を、文章で無理矢理詰め込もうとしてしまうことにあるのではないかと思います。したがって、学習書に記載されている文章をただ暗記することが勉強と考えている学習者にとって、「解剖学」は最も苦手な学問の一つになってしまうのです。

　そこで本書は、「解剖学」で学ぶ領域のうち、特に難解で複雑な「神経系」のみに焦点を当てて解説しました。そして、なるべく分かりやすくするために、可能な限り神経系を細かく分類し、見やすいイラストをふんだんに用い、どうしても覚えづらいと思われる所には、オリジナルの語呂合わせを付けるなどして、編集を行いました。難易度も医療関連職に従事する際に知っておかなければならない最低限のレベルに留め、シンプルな内容となっています。

　まずは本書で、基礎的な知識を習得し、次なるステップへと進んでいただければ望外の喜びです。

お茶の水はりきゅう専門学校 副校長

原田 晃

Contents

本書の使い方 …………………………………………………………………………………… 6

PART1　中枢神経 …………………………………… 8

脊髄 ………………………………… 10
脳 …………………………………… 11
脳幹 ………………………………… 11
　延髄 ……………………………… 11
　橋 ………………………………… 12
　中脳 ……………………………… 13
　間脳 ……………………………… 14
小脳 ………………………………… 15
大脳 ………………………………… 16
　大脳皮質 ………………………… 16
　大脳基底核 ……………………… 17
　白質 ……………………………… 17
脳室系 ……………………………… 18
髄膜 ………………………………… 19

PART2　末梢神経 ……………………………………… 20

【脳神経】 …………………………………………………………………………………… 23

Ⅰ 嗅神経 …………………………… 24
Ⅱ 視神経 …………………………… 25
Ⅲ 動眼神経 ………………………… 26
Ⅳ 滑車神経 ………………………… 27
Ⅴ 三叉神経 ………………………… 28
　眼神経 …………………………… 29
　上顎神経 ………………………… 30
　下顎神経 ………………………… 31
　三叉神経の知覚領域区分 ……… 32
Ⅵ 外転神経 ………………………… 33
Ⅶ 顔面神経 ………………………… 34
　顔面神経管内で分かれる枝 …… 35
　茎乳突孔を出た所で分かれる枝 … 36
　耳下腺神経叢から分かれる枝 … 37
末梢性顔面神経麻痺 ……………… 38
Ⅷ 内耳神経 ………………………… 39
Ⅸ 舌咽神経 ………………………… 40
　鼓室に入る枝 …………………… 41
　内頚動脈に沿って下行する枝 … 42
　前方に向かって舌根に至る枝 … 43
Ⅹ 迷走神経 ………………………… 44
　頭部に向かう枝 ………………… 45
　頚部に分布する枝 ……………… 46
　胸部に分布する枝 ……………… 47
　腹部に分布する枝 ……………… 48
Ⅺ 副神経 …………………………… 49
Ⅻ 舌下神経 ………………………… 50

【脊髄神経】……………………………………………………………………… 53

頚神経……………………… 55	後頭下神経………………… 84
頚神経叢の枝……………… 56	大後頭神経………………… 84
小後頭神経………………… 58	第三後頭神経……………… 84
大耳介神経………………… 58	胸神経……………………… 86
頚横神経…………………… 58	肋間神経…………………… 87
鎖骨上神経………………… 58	肋下神経…………………… 87
頚神経ワナ………………… 59	胸神経後枝………………… 88
横隔神経…………………… 60	腰神経・仙骨神経………… 89
腕神経叢の枝（鎖骨上部）… 62	腰神経叢の枝……………… 90
肩甲背神経………………… 64	腸骨下腹神経……………… 92
長胸神経…………………… 65	腸骨鼡径神経……………… 93
鎖骨下筋神経……………… 66	陰部大腿神経……………… 94
肩甲上神経………………… 67	外側大腿皮神経…………… 95
腕神経叢の枝（鎖骨下部）… 69	大腿神経…………………… 96
外側胸筋神経……………… 71	閉鎖神経…………………… 97
筋皮神経…………………… 72	特定の筋を支配する枝（腰神経叢）…… 98
正中神経…………………… 73	仙骨神経叢の枝…………… 100
内側胸筋神経……………… 74	上殿神経…………………… 102
内側上腕皮神経…………… 75	下殿神経…………………… 103
内側前腕皮神経…………… 75	後大腿皮神経……………… 104
尺骨神経…………………… 76	坐骨神経…………………… 105
肩甲下神経………………… 77	総腓骨神経………………… 106
胸背神経…………………… 78	浅腓骨神経………………… 107
腋窩神経…………………… 79	深腓骨神経………………… 108
橈骨神経…………………… 80	脛骨神経…………………… 109
橈骨神経麻痺……………… 81	内側腓腹皮神経…………… 110
正中神経麻痺……………… 81	内側足底神経……………… 111
尺骨神経麻痺……………… 81	外側足底神経……………… 112

総腓骨神経麻痺……………………… 113	上殿皮神経………………………… 118
脛骨神経麻痺………………………… 113	中殿皮神経………………………… 118
陰部神経……………………………… 114	
特定の筋を支配する枝(仙骨神経叢)	
………………………………… 115	

PART3　自律神経　……………………………… 120

交感神経の走行……………………… 122
交感神経の概要図…………………… 124
副交感神経の概要図………………… 125

付録・資料……………………………………………………………………………… 126
索引……………………………………………………………………………………… 128
参考文献………………………………………………………………………………… 130

本書の使い方

本書は、イラストで視覚的に神経系を学ぶことができるテキストです。「PART1 中枢神経」「PART2 末梢神経」「PART3 自律神経」の3部構成です。

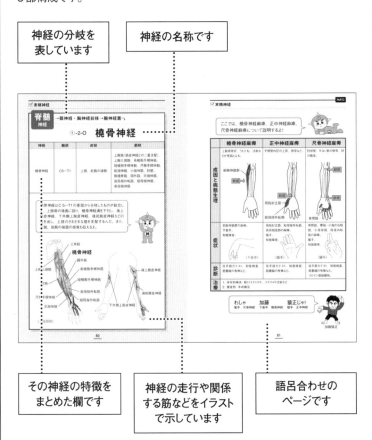

※上記は、PART2を例に使い方を説明しています。PART1とPART3は、PART2とページ構成が異なります。全体を通して、イラストを使ったシンプルな表現を心がけています。

キャラクター紹介

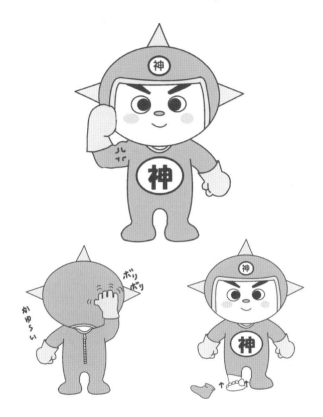

ニューロン君

神経のことなら何でも知っている男の子。本書の案内役を務めます。背中にチャックがあるスーツを身にまとい、コミカルに表情を変えながら、神経の走行や支配筋などを詳しく解説してくれます。また、語呂合わせも得意で、要所要所で楽しい語呂合わせも紹介してくれますよ。

PART 1
中枢神経

Central Nerve

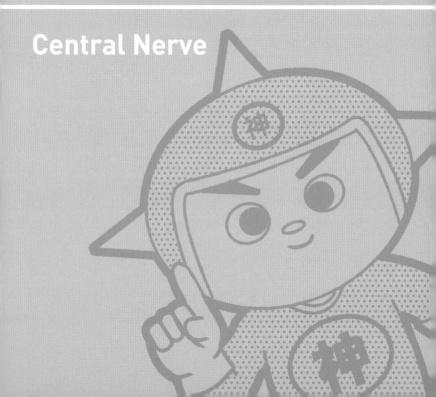

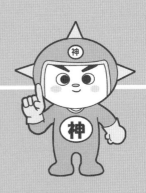

〈中枢神経とは〉

中枢神経は脊髄と脳からなる。脳はさらに大脳、小脳、脳幹に分けられる。

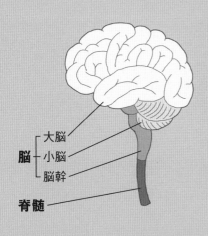

脳
- 大脳
- 小脳
- 脳幹

脊髄

☑ 中枢神経

1 脊髄

脊髄は灰白質と白質からなり、中央には中心管がある。

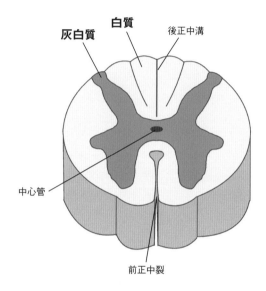

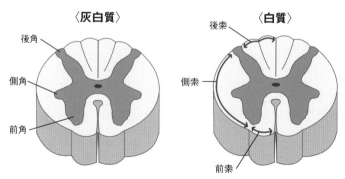

☑ 中枢神経　　　　　　　　　　　　　　　　　　　　　　　　PART1

2 脳

脳幹

脳幹は脊髄側から、①延髄、②橋、③中脳、④間脳（間脳を脳幹に分類しない場合もある）に分けられる。

①延髄

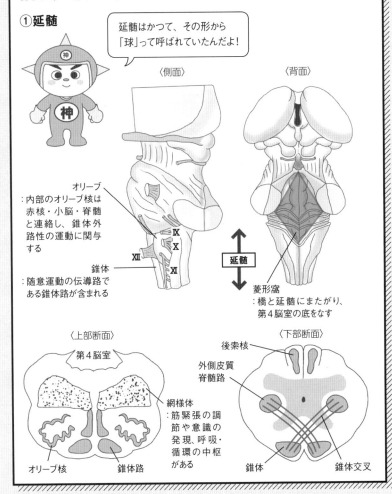

延髄はかつて、その形から「球」って呼ばれていたんだよ！

〈側面〉

オリーブ
：内部のオリーブ核は赤核・小脳・脊髄と連絡し、錐体外路性の運動に関与する

錐体
：随意運動の伝導路である錐体路が含まれる

〈背面〉

延髄

菱形窩
：橋と延髄にまたがり、第4脳室の底をなす

〈上部断面〉

第4脳室

網様体
：筋緊張の調節や意識の発現、呼吸・循環の中枢がある

オリーブ核　錐体路

〈下部断面〉

後索核
外側皮質脊髄路

錐体　錐体交叉

☑ 中枢神経

②橋

「橋」は左右の小脳を連結していて、それが橋のように見えるから「橋」の名がついたんだ。

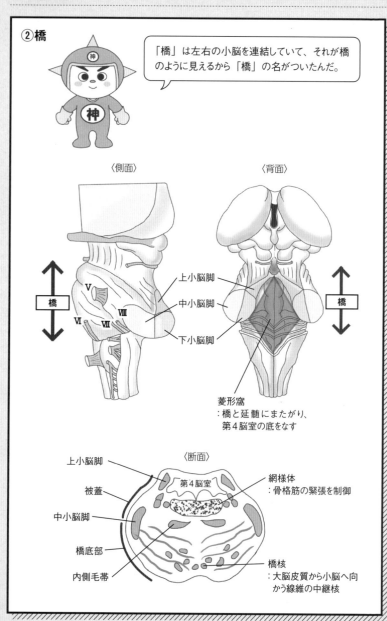

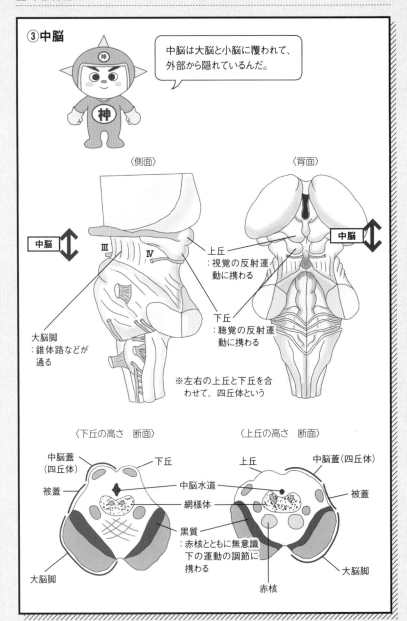

☑ 中枢神経

④間脳

間脳は「視床」と「視床下部」からなるよ。「視床」は脳に入力するすべての求心性伝導路の中継点、「視床下部」は自律神経の最高中枢として、摂食行動、体温調節、本能行動などを司るんだ。

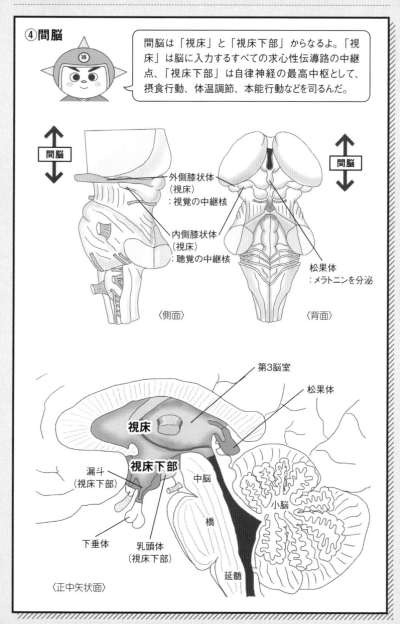

☑中枢神経

小脳

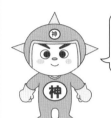

小脳は大脳、特に運動野からの指令を受け、身体のバランス情報などを照合して運動の円滑化に重要な働きを果たすんだ。

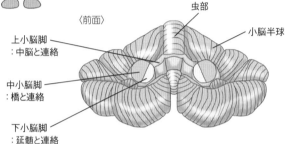

〈前面〉
- 虫部
- 小脳半球
- 上小脳脚：中脳と連絡
- 中小脳脚：橋と連絡
- 下小脳脚：延髄と連絡

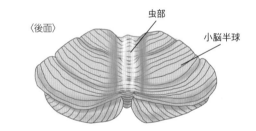

〈後面〉
- 虫部
- 小脳半球

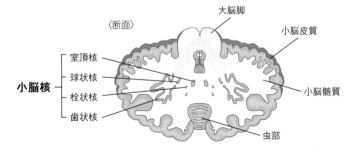

〈断面〉
- 大脳脚
- 小脳皮質
- 小脳髄質
- 虫部

小脳核
- 室頂核
- 球状核
- 栓状核
- 歯状核

☑ 中枢神経

大脳

大脳は①大脳皮質、②大脳基底核、③白質に分けられる。

①大脳皮質

大脳皮質は外側溝、中心溝、頭頂後頭溝によって、側頭葉、前頭葉、頭頂葉、後頭葉に分けられ、さらに内側に大脳辺縁系を含むんだ。

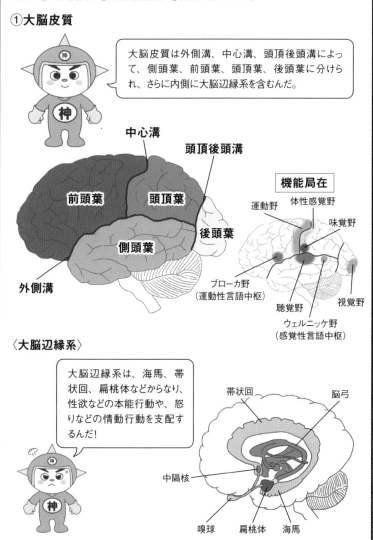

〈大脳辺縁系〉

大脳辺縁系は、海馬、帯状回、扁桃体などからなり、性欲などの本能行動や、怒りなどの情動行動を支配するんだ！

☑ 中枢神経

②大脳基底核

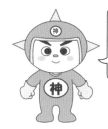

大脳基底核は大脳半球の深部にあり、淡蒼球、被殻、尾状核などから構成される。随意運動の調節を行い、身体がスムーズな運動をできるようにしているんだ。

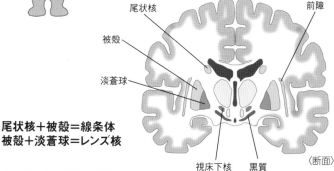

尾状核、被殻、淡蒼球、前障、視床下核、黒質 〈断面〉

尾状核＋被殻＝線条体
被殻＋淡蒼球＝レンズ核

※前障、黒質、視床下核を大脳基底核に含めることがある。

③白質

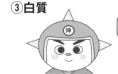

白質は以下の3種類の神経線維からなるんだ。

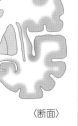

連合線維
：同一半球内の皮質を連絡する線維

交連線維
：左右の半球同士を連絡する線維

投射線維
：大脳皮質と下位の中枢を連絡する線維

〈断面〉

☑ 中枢神経

3 脳室系

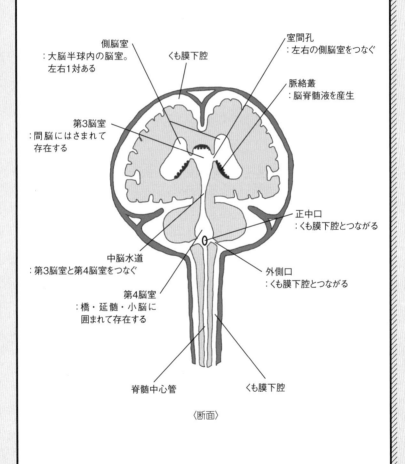

〈断面〉

☑ 中枢神経

4 髄膜

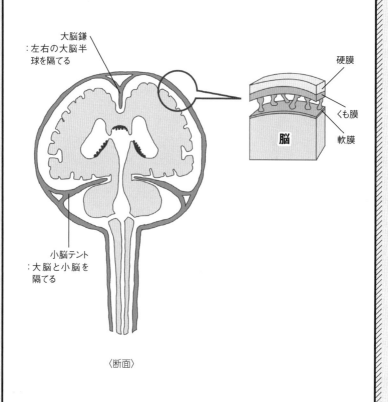

〈断面〉

PART 2
末梢神経

Peripheral Nerve

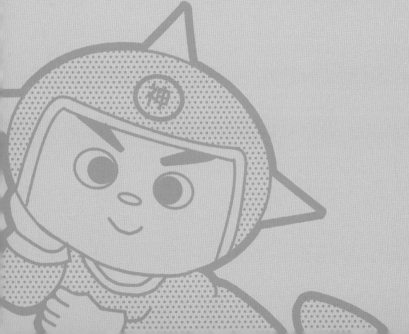

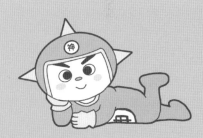

〈末梢神経とは〉

神経系は脳と脊髄からなる中枢神経系と、そこから出る末梢神経系に大別される。
ここでは、末梢神経である脳から出る脳神経と、脊髄から出る脊髄神経に分けて解説していく。

☑ 末梢神経

PART2の構成について

「PART2 末梢神経」は脳神経と脊髄神経に大別しています。脊髄神経はさらに、頚神経、胸神経、腰神経・仙骨神経に分かれています。

脳神経における凡例

① 体性神経			② 自律神経	
遠心性線維 (体性運動) ③	求心性線維		遠心性:副交感 (内臓運動等) ⑤	求心性:内臓求心 (内臓感覚) ⑥
	体性感覚	特殊感覚 ④		

①…体性運動や体性感覚に関わる神経
②…内蔵運動や内臓感覚に関わる神経
③…体性運動に関わる部位
④…体性感覚(皮膚感覚、深部感覚)に関わる部位や
　　特殊感覚(味覚、嗅覚、聴覚、平衡感覚、視覚)
⑤…内臓運動等に関わる部位
⑥…内臓感覚(例:空腹感や尿意など)に関わる部位

※遠心性:中枢→末梢
　求心性:末梢→中枢

脊髄神経における凡例

神経 ①	髄節 ②	皮枝 ③	筋枝 ④

①…神経の名前
②…その神経を支配する脊髄の分節
③…皮枝が分布する体表
④…筋枝が支配する筋

☑ 末梢神経

PART2

脳神経

Cranial Nerve

脳神経は脳から出る12対の末梢神経であり、さまざまな神経線維を含んでいる。

- I 嗅神経
- II 視神経
- III 動眼神経
- IV 滑車神経
- V 三叉神経
- VI 外転神経
- VII 顔面神経
- VIII 内耳神経
- IX 舌咽神経
- X 迷走神経
- XI 副神経
- XII 舌下神経

☑ 末梢神経

脳神経 →

I 嗅神経

体性神経			自律神経	
遠心性線維 (体性運動)	求心性線維		遠心性:副交感 (内臓運動等)	求心性:内臓求心 (内臓感覚)
	体性感覚	特殊感覚		
		嗅覚		

鼻腔上部に臭いを感じる嗅細胞があり、その神経線維を嗅神経というよ。嗅神経は篩骨篩板を貫通し、嗅球(大脳)に終わるんだ。

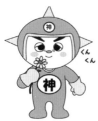

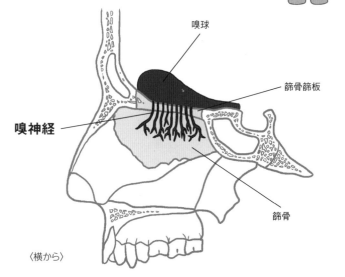

〈横から〉

末梢神経

脳神経

II 視神経

体性神経			自律神経	
遠心性線維 （体性運動）	求心性線維		遠心性：副交感 （内臓運動等）	求心性：内臓求心 （内臓感覚）
	体性感覚	特殊感覚		
		視覚		

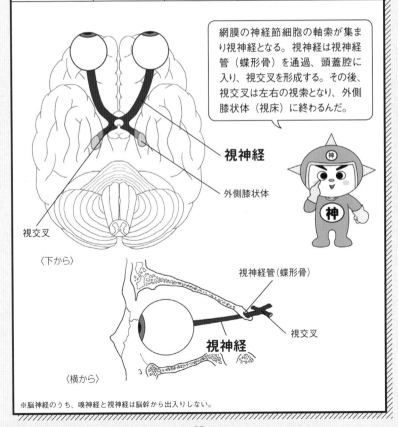

網膜の神経節細胞の軸索が集まり視神経となる。視神経は視神経管（蝶形骨）を通過、頭蓋腔に入り、視交叉を形成する。その後、視交叉は左右の視索となり、外側膝状体（視床）に終わるんだ。

※脳神経のうち、嗅神経と視神経は脳幹から出入りしない。

☑ 末梢神経

脳神経

III 動眼神経

体性神経			自律神経	
遠心性線維 (体性運動)	求心性線維		遠心性:副交感 (内臓運動等)	求心性:内臓求心 (内臓感覚)
	体性感覚	特殊感覚		
外眼筋(上直筋、下直筋、内側直筋、下斜筋) 上眼瞼挙筋			内眼筋(瞳孔括約筋、毛様体筋)	

眼球運動を司る外眼筋を支配する体性運動神経線維と、眼球内の内眼筋を支配する副交感神経線維からなるよ。体性運動神経線維は動眼神経核(中脳)、副交感神経線維は動眼神経副核から起こるんだ。

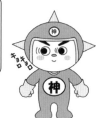

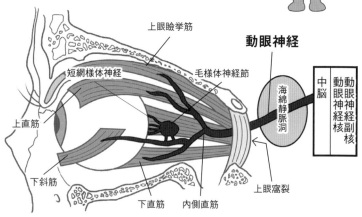

〈横から〉

☑ 末梢神経

脳神経

Ⅳ 滑車神経

体性神経			自律神経	
遠心性線維 (体性運動)	求心性線維		遠心性:副交感 (内臓運動等)	求心性:内臓求心 (内臓感覚)
	体性感覚	特殊感覚		
上斜筋				

中脳の滑車神経核から起始し、海綿静脈洞の外側壁内を通り、上眼窩裂から眼窩内へ入るんだ。上斜筋を支配するよ。

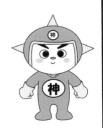

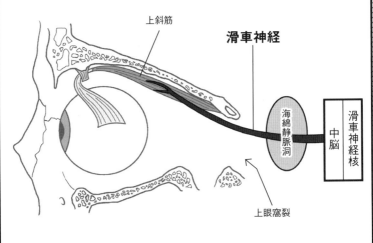

☑ 末梢神経

脳神経

V 三叉神経

体性感覚神経線維と体性運動神経線維からなり、これらはそれぞれ束となり感覚根と運動根として橋の外側面から出入りする。神経核は中脳・橋・延髄・脊髄にある。

感覚根は三叉神経節を形成し、第1〜3枝に分かれたのち顔面部の感覚を伝える。
運動根は、第3枝の一部として咀嚼筋などを支配する。

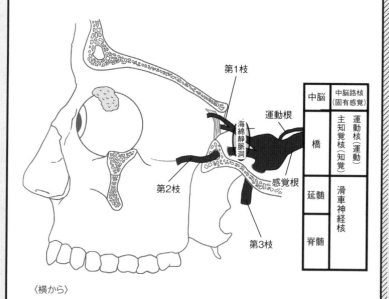

中脳	中脳路核（固有感覚）
橋	運動核（運動）　主知覚核（知覚）
延髄	滑車神経核
脊髄	

〈横から〉

☑ 末梢神経

脳神経

→三叉神経→

V_1 眼神経（三叉神経第1枝）

体性神経			自律神経	
遠心性線維 （体性運動）	求心性線維		遠心性：副交感 （内臓運動等）	求心性：内臓求心 （内臓感覚）
	体性感覚	特殊感覚		
	前頭部の皮膚、涙腺、涙嚢、結膜、角膜、副鼻腔、鼻粘膜、外鼻の皮膚など			

三叉神経節から分かれ、海綿静脈洞の外側壁内を通過して上眼窩裂に入り、多数の枝を出すよ。
前頭部の皮膚などの知覚を司るんだ。

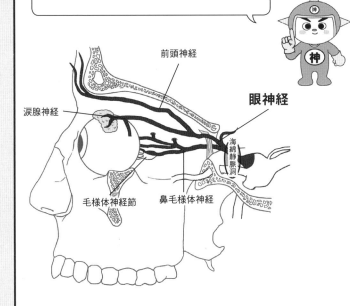

第1枝

前頭神経
眼神経
涙腺神経
海綿静脈洞
毛様体神経節
鼻毛様体神経

☑ 末梢神経

脳神経

→三叉神経→

V_2 上顎神経(三叉神経第2枝)

体性神経			自律神経	
遠心性線維 (体性運動)	求心性線維		遠心性:副交感 (内臓運動等)	求心性:内臓求心 (内臓感覚)
	体性感覚	特殊感覚		
	頬部・側頭部の皮膚、 下眼瞼、鼻翼、 鼻前庭粘膜、上唇、 歯、歯肉など			

三叉神経節から分かれ、海綿静脈洞の外側壁内を通過して正円孔(蝶形骨)から翼口蓋窩に出て眼窩に入る。
頬部、側頭部の皮膚などの知覚を司るんだ。

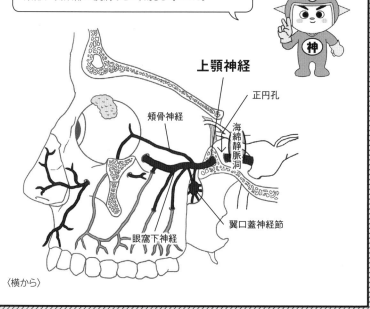

〈横から〉

☑ 末梢神経

脳神経

→三叉神経→

V₃ 下顎神経（三叉神経第3枝）

体性神経			自律神経	
遠心性線維 （体性運動）	求心性線維		遠心性：副交感 （内臓運動等）	求心性：内臓求心 （内臓感覚）
	体性感覚	特殊感覚		
咀嚼筋（咬筋、側頭筋、外側翼突筋、内側翼突筋）鼓膜張筋、口蓋帆張筋、顎二腹筋前腹、	下顎の皮膚、下歯、下唇、頬の皮膚、頬の粘膜、舌の前2/3など			

三叉神経節から分かれ、卵円孔（蝶形骨）から側頭下窩に出て多くの枝を出すよ。体性感覚神経線維は下顎の皮膚、下歯、舌の前2/3などの感覚を司る。体性運動神経線維は咀嚼筋を司るんだ。

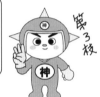

第3枝

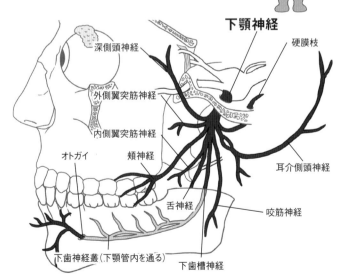

下顎神経

- 深側頭神経
- 外側翼突筋神経
- 内側翼突筋神経
- 硬膜枝
- オトガイ
- 頬神経
- 耳介側頭神経
- 舌神経
- 咬筋神経
- 下歯神経叢（下顎管内を通る）
- 下歯槽神経

☑ 末梢神経

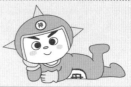

下の図は、三叉神経の知覚領域区分を分かりやすく図示したものだよ！

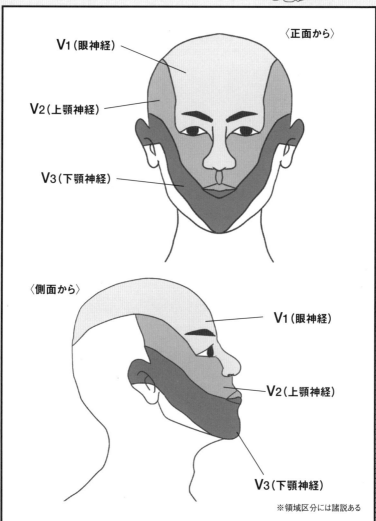

※領域区分には諸説ある

☑ 末梢神経

脳神経

Ⅵ 外転神経

体性神経			自律神経	
遠心性線維 (体性運動)	求心性線維		遠心性:副交感 (内臓運動等)	求心性:内臓求心 (内臓感覚)
	体性感覚	特殊感覚		
外側直筋				

> 橋の外転神経核から起始し、海綿静脈洞内を通り、上眼窩裂から眼窩内へ入るよ。体性運動神経線維のみからなるんだ。

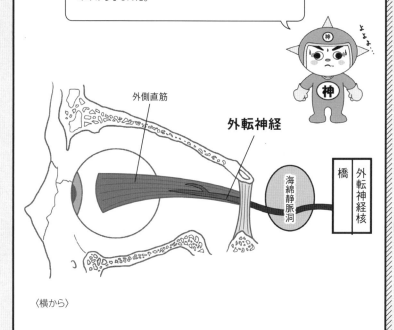

〈横から〉

☑ 末梢神経

脳神経

VII 顔面神経

体性運動神経線維、副交感神経線維、特殊感覚神経線維からなり、これらの神経核は橋・延髄にある。

脳幹から出る顔面神経の体性運動神経線維と、副交感神経線維と特殊感覚神経線維を含む中間神経は、内耳孔（側頭骨）から内耳道（側頭骨）に入り、顔面神経管内（側頭骨）で膝神経節を形成しながら走行した後、茎乳突孔（側頭骨）から出る。

顔面神経は、①顔面神経管内で分かれる枝、②茎乳突孔を出た所で分かれる枝、③耳下腺神経叢から分かれる枝に分類できる。

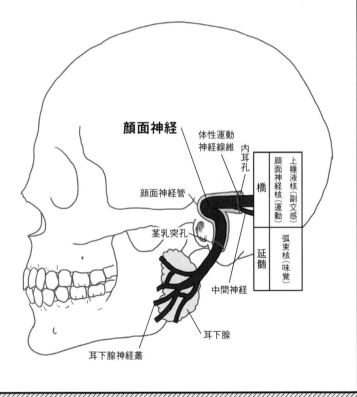

☑ 末梢神経

脳神経 →顔面神経←

顔面神経管内で分かれる枝

体性神経			自律神経	
遠心性線維 (体性運動)	求心性線維		遠心性：副交感 (内臓運動等)	求心性：内臓求心 (内臓感覚)
	体性感覚	特殊感覚		
アブミ骨筋		舌の前2/3の味覚	涙腺 顎下腺 舌下腺	

顔面神経は顔面神経管内で、以下の神経を分枝するよ。
1. 大錐体神経：副交感神経線維を送り、涙腺を支配する。
2. アブミ骨筋神経：アブミ骨筋を支配。
3. 鼓索神経：舌の前2/3の味覚を伝える。顎下腺・舌下腺の分泌に関わる。

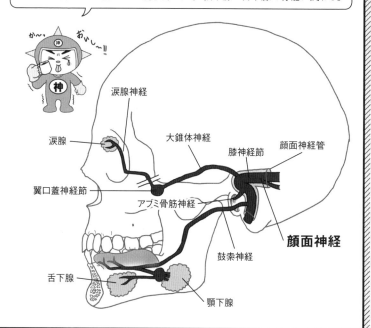

末梢神経

脳神経 →顔面神経→

茎乳突孔を出た所で分かれる枝

体性神経			自律神経	
遠心性線維 (体性運動)	求心性線維		遠心性:副交感 (内臓運動等)	求心性:内臓求心 (内臓感覚)
	体性感覚	特殊感覚		
後頭筋 後耳介筋 顎二腹筋後腹 茎突舌骨筋				

顔面神経は顔面神経管を出ると、次のように分枝するよ。
1. 後耳介神経：後頭筋、後耳介筋を支配する。
2. 二腹筋枝：顎二腹筋後腹、茎突舌骨筋を支配する。

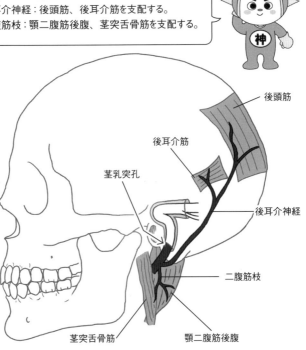

36

末梢神経

脳神経

→顔面神経←

耳下腺神経叢から分かれる枝

体性神経			自律神経	
遠心性線維 (体性運動)	求心性線維		遠心性：副交感 (内臓運動等)	求心性：内臓求心 (内臓感覚)
	体性感覚	特殊感覚		
表情筋				

茎乳突孔を出た顔面神経は耳下腺内で耳下腺神経叢を形成し、多数の枝に分かれ表情筋を支配するんだ。

変顔!!

- 前頭筋
- 側頭頭頂筋
- 上耳介筋
- 眼輪筋
- 鼻筋
- 前耳介筋
- 口輪筋
- 茎乳突孔
- 下唇下制筋
- 耳下腺
- 耳下腺神経叢
- 口角下制筋
- 頬筋
- オトガイ筋
- 広頚筋

☑ 末梢神経

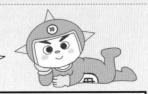

ここでは顔面神経の障害、つまり「顔面神経麻痺」について説明するよ!

末梢性顔面神経麻痺（ベル麻痺・ラムゼーハント症候群）

	ベル麻痺	ラムゼーハント症候群
成因	単純ヘルペスウイルスⅠ型などのウイルス感染の関与が考えられている。	水痘・帯状疱疹ウイルスの再活性化によって起こる神経炎。
症状	〈笑顔〉 健側 患側 ・閉眼不能 ・兎眼（眼の充血） ・口角下垂 ・額のしわ寄せ不能 ・鼻唇溝の消失 ・味覚障害 ・聴覚過敏 ・涙液分泌低下 ・唾液分泌低下	ベル麻痺症状 ＋ ・一側の耳介、外耳道にみる有痛性の水疱。 ・一側性の難聴、耳鳴、眼振など。 ・めまい 〈笑顔〉 水疱 健側 患側
治療	保存療法やステロイド剤の使用など。	保存療法（抗ウイルス薬など）やステロイド剤の使用など。
予後	数カ月で回復することが多い。	回復はベル麻痺より遅い。場合によって「不全麻痺」が残ることもある。

	①正常	②末梢性顔面神経麻痺	③中枢性顔面神経麻痺
神経	・顔面上部は両側性支配 ・顔面下部は片側性支配 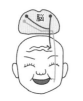	・顔面上部、下部ともに麻痺。 	・顔面上部は動く。 ・顔面下部は麻痺。

☑ 末梢神経

脳神経

Ⅷ 内耳神経

体性神経			自律神経	
遠心性線維 (体性運動)	求心性線維		遠心性:副交感 (内臓運動等)	求心性:内臓求心 (内臓感覚)
	体性感覚	特殊感覚		
		平衡感覚 聴覚		

橋に神経核があり、橋と延髄の間から出て、内耳道内で平衡感覚を司る前庭神経と聴覚を司る蝸牛神経に分かれるんだ。
1. 前庭神経:卵形嚢、球形嚢にある平衡斑と半規管膨大部に分布する。
2. 蝸牛神経:蝸牛内のラセン器(コルチ器)に分布する。

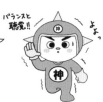

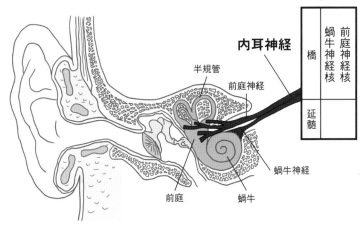

☑ 末梢神経

脳神経

Ⅸ 舌咽神経

体性運動神経線維、体性感覚神経線維、副交感神経線維、内臓感覚神経線維、特殊感覚神経線維からなり、これらの神経核は橋・延髄などにある。
舌咽神経は延髄から起始し、頚静脈孔（側頭骨・後頭骨）を抜け、頭蓋腔を出る。
頚静脈孔で上・下神経節を形成したのち、以下の３つの枝に分かれる。
①鼓室に入る枝、②内頚動脈に沿って下行する枝、③前方に向かって舌根に至る枝。

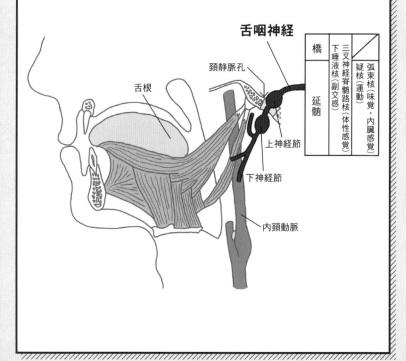

40

☑ 末梢神経

脳神経

→舌咽神経→

鼓室に入る枝

体性神経			自律神経	
遠心性線維 (体性運動)	求心性線維		遠心性：副交感 (内臓運動等)	求心性：内臓求心 (内臓感覚)
	体性感覚	特殊感覚		
	鼓室粘膜		耳下腺	

> 頸静脈孔直下から分枝した鼓室神経は、鼓室神経叢を形成して鼓室粘膜に分布するよ。
> また、鼓室神経叢からは小錐体神経が分枝し、耳神経節を経由して耳下腺に分布するんだ。

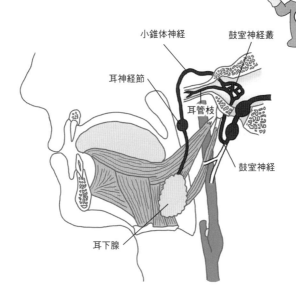

末梢神経

脳神経

→舌咽神経→

内頚動脈に沿って下行する枝

体性神経			自律神経	
遠心性線維 (体性運動)	求心性線維		遠心性：副交感 (内臓運動等)	求心性：内臓求心 (内臓感覚)
	体性感覚	特殊感覚		
				頚動脈洞 頚動脈小体

内頚動脈に沿って頚動脈洞枝が下行し、頚動脈洞（圧受容器）・頚動脈小体（化学受容器）からの情報を弧束核へ伝える。
循環器における、圧受容器反射や化学受容器反射の求心路となるんだ。

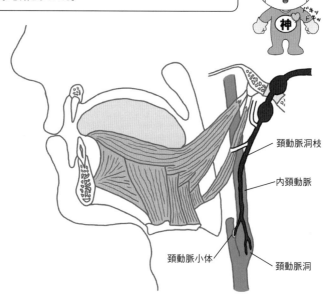

- 頚動脈洞枝
- 内頚動脈
- 頚動脈小体
- 頚動脈洞

☑ 末梢神経

脳神経 →舌咽神経←

前方に向かって舌根に至る枝

体性神経			自律神経	
遠心性線維 (体性運動)	求心性線維		遠心性:副交感 (内臓運動等)	求心性:内臓求心 (内臓感覚)
	体性感覚	特殊感覚		
茎突咽頭筋	咽頭 軟口蓋 口蓋扁桃 口蓋弓 舌根	舌の後ろ1/3の味覚		

以下の4枝を出すんだ。
1. 咽頭枝:咽頭神経叢を形成し、咽頭と軟口蓋の粘膜に分布する。
2. 茎突咽頭筋枝:茎突咽頭筋を支配する。
3. 扁桃枝:口蓋扁桃、口蓋弓に分布する。
4. 舌枝:舌の後方1/3に分布し、味覚と体性感覚を伝える。

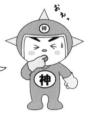

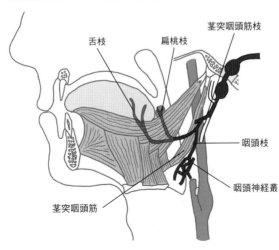

☑ 末梢神経

脳神経

X 迷走神経

副交感神経線維、体性運動神経線維、体性感覚神経線維、内臓感覚神経線維、特殊感覚神経線維からなる。これらの神経核は延髄などにあり、延髄から起始し、頸静脈孔（側頭骨・後頭骨）を抜け、頭蓋腔を出る。
頸静脈孔で上神経節を形成し、①頭部に向かう枝を出す。その後、頸静脈孔の下で下神経節を形成して内頸動脈、総頸動脈に沿って下行し、②頸部、③胸部、④腹部へと広範囲に分布する。

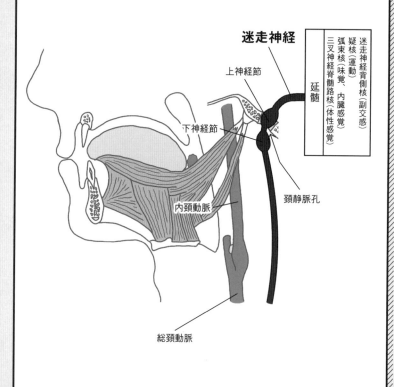

迷走神経
- 上神経節
- 下神経節
- 頸静脈孔
- 内頸動脈
- 総頸動脈

延髄
- 迷走神経背側核（副交感）
- 疑核（運動）
- 弧束核（味覚、内臓感覚）
- 三叉神経脊髄路核（体性感覚）

末梢神経

脳神経

→迷走神経→

頭部に向かう枝

体性神経			自律神経	
遠心性線維 (体性運動)	求心性線維		遠心性：副交感 (内臓運動等)	求心性：内臓求心 (内臓感覚)
	体性感覚	特殊感覚		
	脳硬膜 耳介後面 外耳道後壁			

上神経節から以下の枝が出るんだ。
1. 硬膜枝：頭蓋腔に入り、脳硬膜の体性感覚を伝える。
2. 耳介枝：耳介後面、外耳道後壁の体性感覚を伝える。

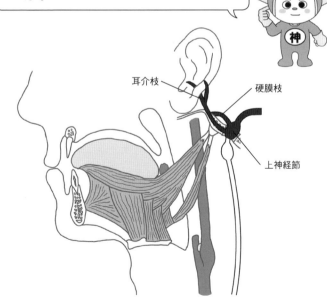

☑ 末梢神経

脳神経 →迷走神経→

頸部に分布する枝

体性神経			自律神経	
遠心性線維 (体性運動)	求心性線維		遠心性:副交感 (内臓運動等)	求心性:内臓求心 (内臓感覚)
	体性感覚	特殊感覚		
咽頭筋 (茎突咽頭筋を除く) 口蓋筋 (口蓋帆張筋を除く) 輪状甲状筋			心筋	咽頭・軟口蓋 の粘膜、 喉頭粘膜、 心臓

頸部に分布する枝は以下の通りだよ。
1. 咽頭枝:下神経節から起始し、咽頭筋(茎突咽頭筋を除く)や口蓋筋(口蓋帆張筋を除く)を支配、また、咽頭・軟口蓋の粘膜の感覚を司る。
2. 上喉頭神経:下神経節から起始し、外枝・内枝に分枝。外枝は、主に輪状甲状筋の運動、内枝は主に喉頭粘膜の感覚を司る。
3. 上・下頸心臓枝:心臓神経叢を形成、心臓に分布する。

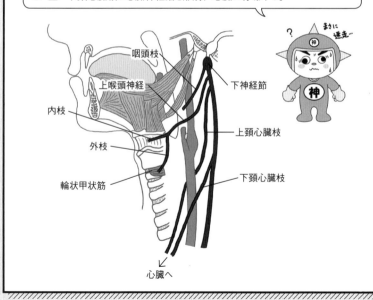

末梢神経

脳神経 →迷走神経→

胸部に分布する枝

体性神経			自律神経	
遠心性線維 (体性運動)	求心性線維		遠心性:副交感 (内臓運動等)	求心性:内臓求心 (内臓感覚)
	体性感覚	特殊感覚		
内喉頭筋 (輪状甲状筋を除く)			気管、気管支、心筋	咽頭、気管、心臓

胸部に分布する枝は以下の通りだよ。
1. 反回神経:右側は鎖骨下動脈、左側は大動脈弓あたりで分枝する。反回神経はさらに気管枝、食道枝を出す。最終的に下喉頭神経となり、内喉頭筋(輪状甲状筋を除く)を支配し発声に関与、また声門より下の粘膜の感覚を伝える。
2. 胸心臓枝:心臓神経叢に加わる。
3. 気管支枝:肺門で肺神経叢を形成する。

左右の迷走神経は食道のあたりで食道神経叢を形成する。

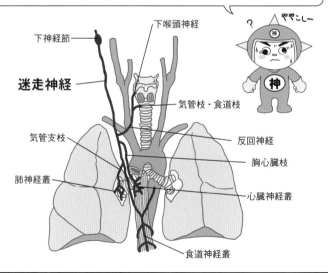

☑ 末梢神経

脳神経
→迷走神経→

腹部に分布する枝

体性神経			自律神経	
遠心性線維 (体性運動)	求心性線維		遠心性：副交感 (内臓運動等)	求心性：内臓求心 (内臓感覚)
	体性感覚	特殊感覚		
			消化器の平滑筋 や腺	消化器

左右の迷走神経は前・後迷走神経幹を形成し、横隔膜（食道裂孔）を貫くよ。その後、前・後胃枝となり胃に分布するんだ。
また、前迷走神経幹から肝枝が分枝して肝臓へ分布するよ。
後迷走神経幹からは腹腔枝が分枝して腹部内臓に分布するんだ。

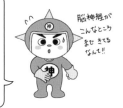
脳神経がこんなとこまできてるなんて!!

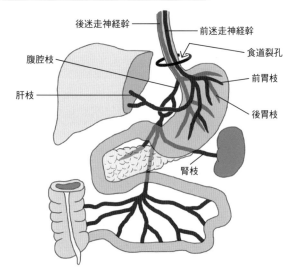

末梢神経

脳神経

XI 副神経

体性神経			自律神経	
遠心性線維 (体性運動)	求心性線維		遠心性:副交感 (内臓運動等)	求心性:内臓求心 (内臓感覚)
	体性感覚	特殊感覚		
胸鎖乳突筋 僧帽筋				

延髄根と脊髄根からなる運動神経だよ。
1. 延髄根:延髄の疑核から起こり、頚静脈孔を出たあたりで迷走神経に合流。
2. 脊髄根:頚髄の副神経核から起こり、頚静脈孔を通り、胸鎖乳突筋と僧帽筋を支配。

副神経は迷走神経の一部(サブ)とも考えられているよ

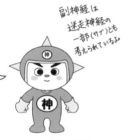

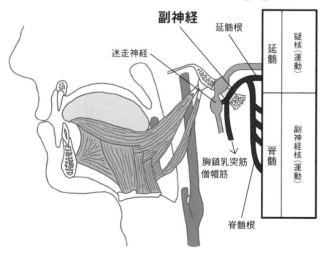

副神経

☑ 末梢神経

脳神経

XII 舌下神経

体性神経			自律神経	
遠心性線維 (体性運動)	求心性線維		遠心性：副交感 (内臓運動等)	求心性：内臓求心 (内臓感覚)
	体性感覚	特殊感覚		
舌筋群				

延髄の舌下神経核から起始し、舌下神経管（後頭骨）を通り頭蓋腔を出る。
すべての舌筋を支配する運動神経なんだ。

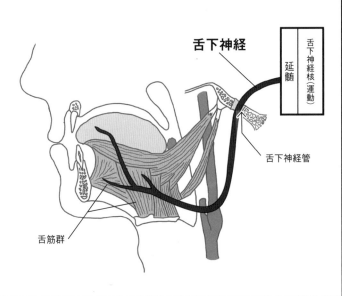

舌下神経

延髄

舌下神経核(運動)

舌下神経管

舌筋群

末梢神経

ゴロ寝で覚える語呂合わせ

脳神経と、番号の組合せを覚えるための語呂合わせだよ!

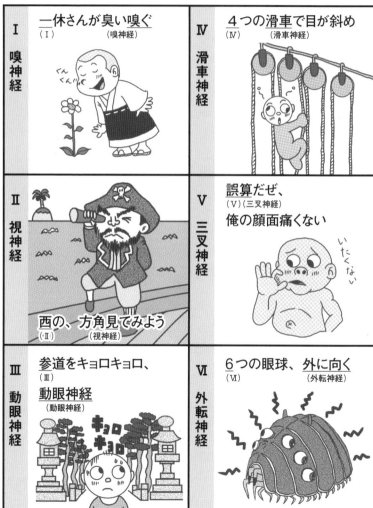

I 嗅神経	一休さんが臭い嗅ぐ (I) (嗅神経)	IV 滑車神経	4つの滑車で目が斜め (IV) (滑車神経)
II 視神経	西の、方角見てみよう (II) (視神経)	V 三叉神経	誤算だぜ、俺の顔面痛くない (V) (三叉神経)
III 動眼神経	参道をキョロキョロ、動眼神経 (III) (動眼神経)	VI 外転神経	6つの眼球、外に向く (VI) (外転神経)

☑ **末梢神経**

Ⅶ 顔面神経	<u>ナナ</u>ちゃんの （Ⅶ） <u>顔</u>の<u>表情</u>変わってく （顔面神経）	Ⅹ 迷走神経	<u>透</u>明人間、体の調子が （Ⅹ）（迷走神経） よく分かる
Ⅷ 内耳神経	きてます。 やっぱりないぜ、<u>超感覚</u>！ （Ⅷ）　　　　（内耳神経）	Ⅺ 副神経	「<u>いい</u> <u>服</u>ね！」、 （Ⅺ）（副神経） うなずく僕の<u>乳突筋</u>
Ⅸ 舌咽神経	<u>吸引</u>するほど、うまい味 （Ⅸ）（舌咽神経）	Ⅻ 舌下神経	<u>12</u>時、絶対<u>舌</u>を出せ！ （Ⅻ）　　　（舌下神経）

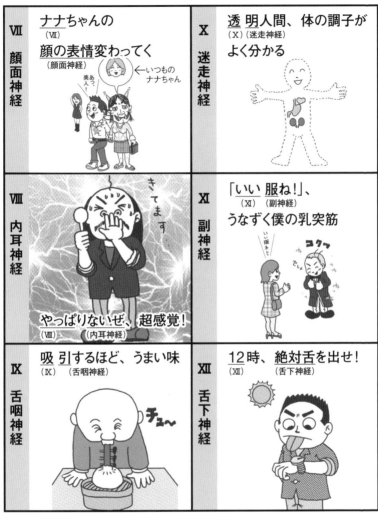

〈副交感神経線維を含む脳神経〉

港区（Ⅲ、Ⅶ、Ⅹ、Ⅸ）

→動眼神経、顔面神経、迷走神経、舌咽神経

☑ 末梢神経

脊髄神経

Spinal Nerve

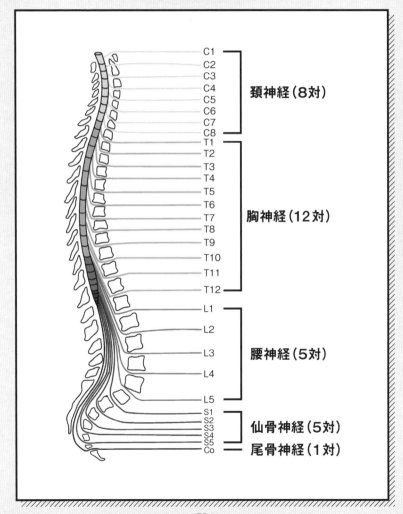

末梢神経

脊髄神経の構成

脊髄神経は左右の椎間孔から出入りする末梢神経である。8対の頚神経、12対の胸神経、5対の腰神経、5対の仙骨神経、1対の尾骨神経からなる。

前根と後根・前枝と後枝

脊髄神経の根部は遠心性線維の束である前根、求心性線維の束である後根が出入りする。また、脊髄神経は椎間孔から出ると、体幹部の側面や前面、上下肢の皮膚や筋に分布する前枝と、体幹部の背面の固有背筋、背部〜殿部の皮膚に分布する後枝に分かれる。

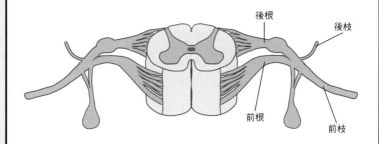

皮枝と筋枝

皮膚に分布し、皮膚の感覚を伝えるものを皮枝といい、筋に分布し、筋を支配するものを筋枝という。

☑ 末梢神経

脊髄神経 → 頸神経

① 前枝
- 1 頸神経叢 (P56)
  - A 小後頭神経 (P58)
  - B 大耳介神経 (P58)
  - C 頸横神経 (P58)
  - D 鎖骨上神経 (P58)
  - E 頸神経ワナ (P59)
  - F 横隔神経 (P60)
- 2 腕神経叢
  - 鎖骨上部 (P62)
    - A 肩甲背神経 (P64)
    - B 長胸神経 (P65)
    - C 鎖骨下筋神経 (P66)
    - D 肩甲上神経 (P67)
  - 鎖骨下部 (P69)
    - E 外側胸筋神経 (P71)
    - F 筋皮神経 (P72)
    - G 正中神経 (P73)
    - H 内側胸筋神経 (P74)
    - I 内側上腕皮神経 (P75)
    - J 内側前腕皮神経 (P75)
    - K 尺骨神経 (P76)
    - L 肩甲下神経 (P77)
    - M 胸背神経 (P78)
    - N 腋窩神経 (P79)
    - O 橈骨神経 (P80)

② 後枝
- 1 後頭下神経 (P84)
- 2 大後頭神経 (P84)
- 3 第三後頭神経 (P84)

※一部、胸神経も関わる

☑ 末梢神経

脊髄神経 →頚神経前枝→

①-1 頚神経叢の枝

第1〜4頚神経の前枝は吻合して頚神経叢をつくる。頚神経叢はA. 小後頭神経、B. 大耳介神経、C. 頚横神経、D. 鎖骨上神経、E. 頚神経ワナ、F. 横隔神経といった多数の枝を出す。

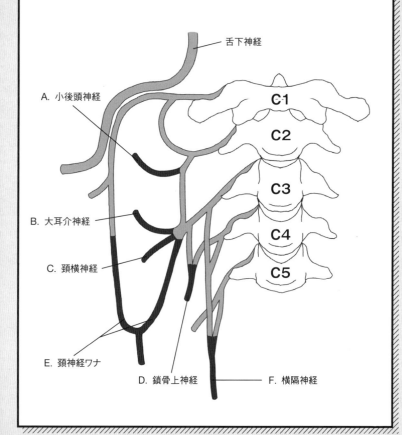

☑ 末梢神経

ゴロ寝で覚える語呂合わせ

頚神経叢の枝を覚えるための語呂合わせだよ！
国試に出るからしっかりね！

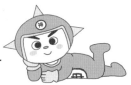

①-1　頚神経叢の枝

頚の神、　**大**事　**な将校**　を**ワナ**にかけ、**大**きな**鎖**の**上**で
頚神経叢　　大耳介神経　小後頭神経　頚神経ワナ　横隔神経　鎖骨上神経

KOする！
頚横神経

☑ 末梢神経

脊髄神経 →頸神経前枝→頸神経叢⌐

①-1-A〜D 小後頭神経、大耳介神経、頸横神経、鎖骨上神経

神経	髄節	皮枝	筋枝
A. 小後頭神経	C2	耳介後方、後頭	
B. 大耳介神経	C2/3	下顎角、耳介の前後	
C. 頸横神経	C3	舌骨の上下	
D. 鎖骨上神経	C3/4	鎖骨周辺、前肩部等	

小後頭神経、大耳介神経、頸横神経、鎖骨上神経は頸神経叢から分枝する皮枝なんだ。これらは胸鎖乳突筋の中央付近（およそC3の高さ）で浅層に出て、放射状に広がり項頸部の皮膚の感覚を伝えるよ。

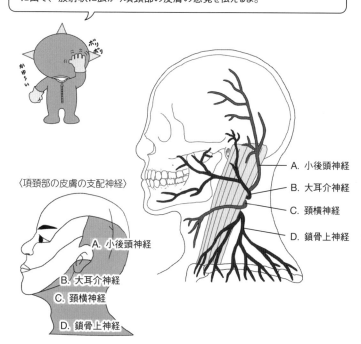

〈項頸部の皮膚の支配神経〉

A. 小後頭神経
B. 大耳介神経
C. 頸横神経
D. 鎖骨上神経

☑ 末梢神経

脊髄神経 →頚神経前枝→頚神経叢→

①-1-E 頚神経ワナ

神経	髄節	皮枝	筋枝
頚神経ワナ	C1～C3		オトガイ舌骨筋 舌骨下筋群

> C1、C2から出た上根はC2、C3からの下根と接続して、頚神経ワナと呼ばれるループを形成する。頚神経ワナは枝分かれし、オトガイ舌骨筋、舌骨下筋群（甲状舌骨筋、胸骨舌骨筋、胸骨甲状筋、肩甲舌骨筋）を支配するんだ。

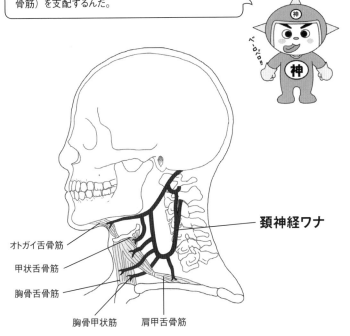

頚神経ワナ

- オトガイ舌骨筋
- 甲状舌骨筋
- 胸骨舌骨筋
- 胸骨甲状筋
- 肩甲舌骨筋

☑ 末梢神経

脊髄神経 →頚神経前枝→頚神経叢→

①-1-F　横隔神経

神経	髄節	遠心性	求心性
		体性神経	自律神経
横隔神経	C3〜C4	横隔膜の運動	横隔膜や心膜 胸膜からの感覚

> C3、C4からの枝が結合して、前斜角筋の前を通過し胸郭に入り、横隔膜の運動を支配するんだ。また、横隔膜や心膜、胸膜からの感覚も司るよ。ちなみにしゃっくりは横隔膜の痙攣だよ！

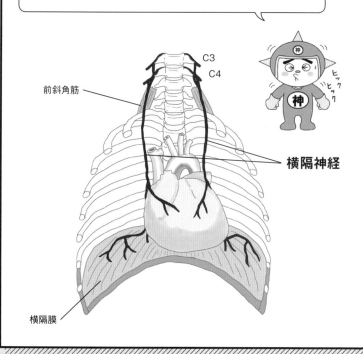

- 前斜角筋
- C3
- C4
- 横隔神経
- 横隔膜

☑ 末梢神経

ゴロ寝で覚える語呂合わせ

各神経と支配筋との組合せを覚えるための語呂合わせだよ！

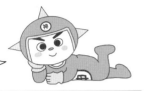

①-1-A　小後頭神経	①-1-B　大耳介神経
<u>将校</u>が<u>次回</u>、<u>口頭</u>で！ 小後頭神経　耳介　後頭部 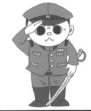	<u>大事</u>な<u>化学</u>は<u>次回</u>！ 大耳介神経　下顎　耳介 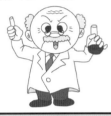
①-1-C　頚横神経	①-1-D　鎖骨上神経
<u>KO</u>！<u>絶対</u><u>骨</u>抜きに！ 頚横神経　舌骨の上下 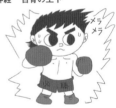	<u>鎖骨上</u>、<u>鎖骨の周辺</u>司る。 鎖骨上神経　鎖骨周辺、前肩部等 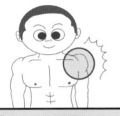
①-1-E　頚神経ワナ	①-1-F　横隔神経
<u>頚のナワ</u>、<u>音が</u>　<u>でっか過ぎ</u>！ 頚神経ワナ　オトガイ筋　舌骨下筋群 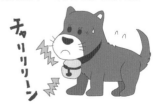	<u>横隔神経</u>、<u>膜の運動</u>、 横隔神経　横隔膜運動 <u>感覚</u>司る。 膜の感覚 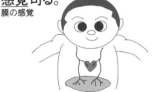

☑ **末梢神経**

脊髄神経 →頚神経・胸神経前枝→

①-2　腕神経叢の枝(鎖骨上部)

腕神経叢はC5～C8、T1の前枝によって構成される。斜角筋隙を通過し、腋窩に至る。鎖骨を境に鎖骨上部から分枝するものと、鎖骨下部から分枝するものに分けられる。鎖骨上部から分枝する腕神経叢の枝には、A. 肩甲背神経、B. 長胸神経、C. 鎖骨下筋神経、D. 肩甲上神経がある。

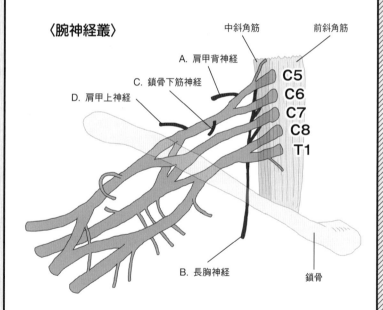

〈腕神経叢〉

☑ 末梢神経

ゴロ寝で覚える語呂合わせ

腕神経叢の枝を覚えるための
語呂合わせだよ!
国試に出るからしっかりね!

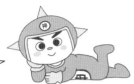

①-2　腕神経叢の枝（鎖骨上部）

ワンちゃんが	県	庁で	さ	けんでる。
腕神経叢	肩甲背神経	長胸神経	鎖骨下筋神経	肩甲上神経

ワオーン!!

県庁

☑ 末梢神経

脊髄神経 →頚神経前枝→腕神経叢→

①-2-A 肩甲背神経

神経	髄節	皮枝	筋枝
肩甲背神経	C5		肩甲挙筋 小菱形筋 大菱形筋

> 肩甲背神経はC5の基部後面あたりから分枝し、肩甲挙筋、小菱形筋、大菱形筋を支配するよ。

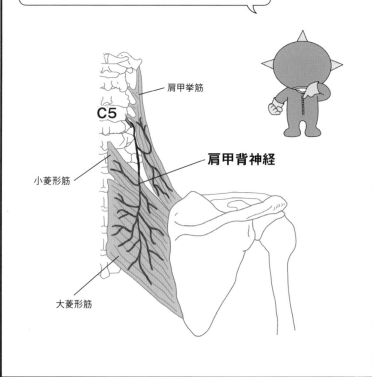

☑ 末梢神経

脊髄神経 →頚神経前枝→腕神経叢→

①-2-B 長胸神経

神経	髄節	皮枝	筋枝
長胸神経	C5〜C7		前鋸筋

> 長胸神経はC5〜C7の基部から分枝したものが結合して、前鋸筋を支配するよ。

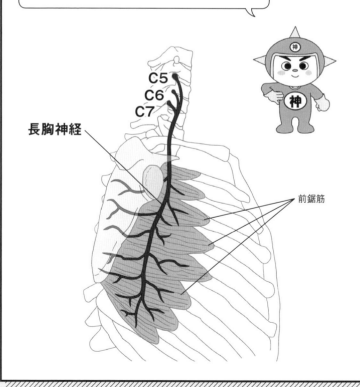

☑ 末梢神経

脊髄神経 →頚神経前枝→腕神経叢↴

①-2-C 鎖骨下筋神経

神経	髄節	皮枝	筋枝
鎖骨下筋神経	C5		鎖骨下筋

鎖骨下筋神経はC5の基部から分枝し、鎖骨下筋を支配するよ。

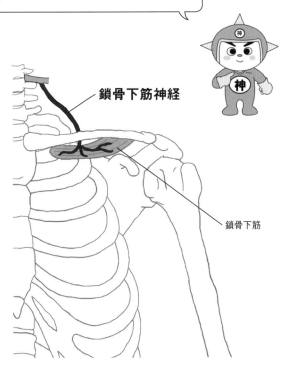

鎖骨下筋神経

鎖骨下筋

☑ 末梢神経

脊髄神経 →頚神経前枝→腕神経叢↴

①-2-D 肩甲上神経

神経	髄節	皮枝	筋枝
肩甲上神経	C5 C6	肩関節	棘上筋 棘下筋

> 肩甲上神経はC5〜C6の基部から分枝したものが結合して、棘上筋と棘下筋を支配する。また、肩関節の感覚も伝えるよ。

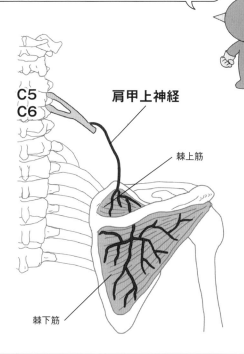

末梢神経

ゴロ寝で覚える語呂合わせ

各神経と支配筋との組合せを覚えるための語呂合わせだよ!

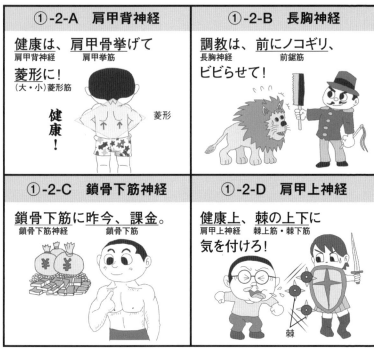

①-2-A 肩甲背神経

健康は、肩甲骨挙げて
(肩甲背神経)(肩甲挙筋)
菱形に!
(大・小)菱形筋

健康!　菱形

①-2-B 長胸神経

調教は、前にノコギリ、
(長胸神経)(前鋸筋)
ビビらせて!

①-2-C 鎖骨下筋神経

鎖骨下筋に昨今、課金。
(鎖骨下筋神経)(鎖骨下筋)

①-2-D 肩甲上神経

健康上、棘の上下に
(肩甲上神経)(棘上筋・棘下筋)
気を付けろ!

棘

末梢神経

脊髄神経 →頚神経・胸神経前枝→

①-2 腕神経叢の枝(鎖骨下部)

腕神経叢はC5〜C8、T1の前枝によって構成される。斜角筋隙を通過し、腋窩に至る。鎖骨を境に鎖骨上部から分枝するものと、鎖骨下部から分枝するものに分けられる。鎖骨下部から分枝する腕神経叢の枝には、E. 外側胸筋神経、F. 筋皮神経、G. 正中神経、H. 内側胸筋神経、I. 内側上腕皮神経、J. 内側前腕皮神経、K. 尺骨神経、L. 肩甲下神経、M. 胸背神経、N. 腋窩神経、O. 橈骨神経がある。

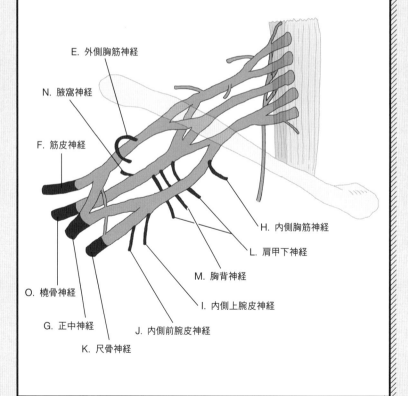

☑ 末梢神経

ゴロ寝で覚える語呂合わせ

腕神経叢の枝を覚えるための語呂合わせだよ！
国試に出るからしっかりね！

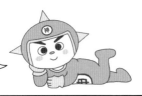

①-2　腕神経叢の枝（鎖骨下部）

湾	内の	東	京	駅、	まさに
腕神経叢	内側胸筋神経	橈骨神経	胸背神経	腋窩神経	正中神経

県	外。	借	金	ない	ない。
肩甲下神経	外側胸筋神経	尺骨神経	筋皮神経	内側上腕皮神経	内側前腕皮神経

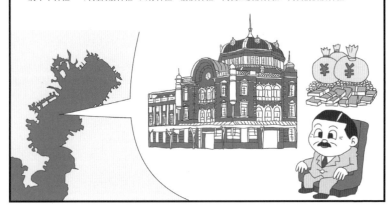

☑ 末梢神経

脊髄神経 →頸神経前枝→腕神経叢→

①-2-E 外側胸筋神経

神経	髄節	皮枝	筋枝
外側胸筋神経	C5〜C7		大胸筋 小胸筋

外側胸筋神経はC5〜C7の基部から分枝したものが結合して、大胸筋と小胸筋を支配するよ。

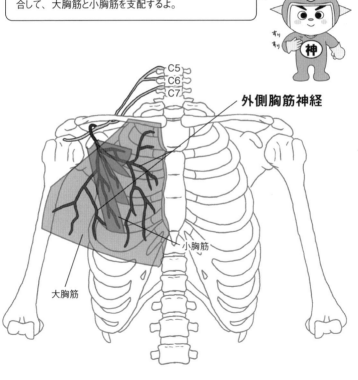

☑ 末梢神経

脊髄神経 →頚神経前枝→腕神経叢→

①-2-F 筋皮神経

神経	髄節	皮枝	筋枝
筋皮神経 (外側皮神経)	C5〜C7	前腕の橈側面	烏口腕筋 上腕二頭筋 上腕筋

> 筋皮神経はC5〜C7の基部から分枝したものが結合して、烏口腕筋、上腕二頭筋、上腕筋を支配する。また、肘関節あたりで外側前腕皮神経となり、前腕の橈側面の感覚も伝えるよ。

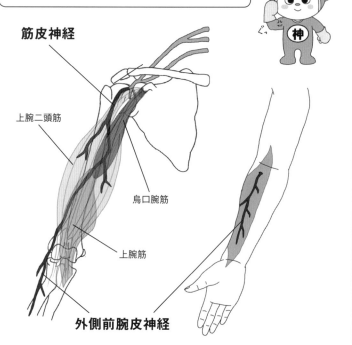

筋皮神経
- 上腕二頭筋
- 烏口腕筋
- 上腕筋

外側前腕皮神経

☑ 末梢神経

脊髄神経 →頚神経・胸神経前枝→腕神経叢→

①-2-G 正中神経

神経	髄節	皮枝	筋枝
正中神経	C5〜C8、T1	手掌橈側	円回内筋、橈側手根屈筋、長掌筋、方形回内筋、浅指屈筋、深指屈筋（尺骨神経と二重支配）、母指対立筋、短指外転筋（尺骨神経と二重支配）、短母指屈筋、長母指屈筋、虫様筋（尺骨神経と二重支配）

> 正中神経はC5〜T1の基部から分枝したものが結合して、上腕では枝は出さず、前腕で前骨間神経、手首の付近で掌枝に分枝し、円回内筋などを支配する。また、手掌橈側の感覚も伝えるよ。

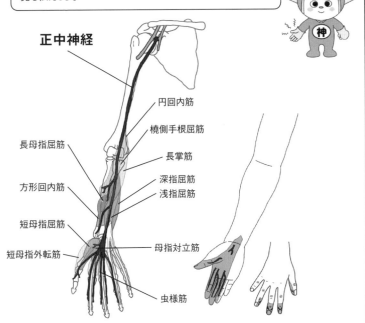

正中神経
- 円回内筋
- 橈側手根屈筋
- 長掌筋
- 深指屈筋
- 浅指屈筋
- 長母指屈筋
- 方形回内筋
- 短母指屈筋
- 短母指外転筋
- 母指対立筋
- 虫様筋

☑ 末梢神経

脊髄神経 →頸神経・胸神経前枝→腕神経叢→

①-2-H 内側胸筋神経

神経	髄節	皮枝	筋枝
内側胸筋神経	C8〜T1		大胸筋 小胸筋

> 内側胸筋神経はC8〜T1の基部から分枝したものが結合して、大胸筋と小胸筋を支配するよ。

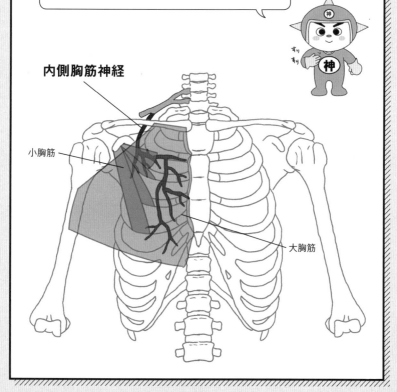

☑ 末梢神経

脊髄神経 →頸神経・胸神経前枝→腕神経叢→

①-2-I　内側上腕皮神経
①-2-J　内側前腕皮神経

神経	髄節	皮枝	筋枝
内側上腕皮神経 内側前腕皮神経	C8〜T1	上腕の尺側面 前腕の尺側面	

> 内側上腕皮神経と内側前腕皮神経はC8〜T1の基部から分枝したものが結合して、上腕と前腕の尺側面の感覚を伝えるよ。

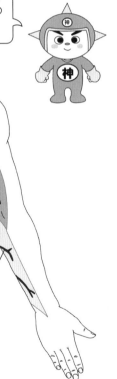

内側上腕皮神経

内側前腕皮神経

75

☑ 末梢神経

脊髄神経 →頚神経・胸神経前枝→腕神経叢→

①-2-K 尺骨神経

神経	髄節	皮枝	筋枝
尺骨神経	C7〜T1	手掌、手背の尺側	母指内転筋、小指外転筋、短小指屈筋、小指対立筋、短掌筋、深指屈筋(正中神経と二重支配) 虫様筋(正中神経と二重支配) 尺側手根屈筋、背側骨間筋、掌側骨間筋、短母指屈筋(正中神経と二重支配)

> 尺骨神経はC7〜T1の基部から分枝したものが結合して、上腕では正中神経の内側を走行し、上腕下部で上腕の裏側に回る。肘部では尺骨手根屈筋の間を通り再び前腕の前面に出て、いくつかの枝を出す。さまざまな筋を支配するんだ。また、手掌と手背の尺側の感覚も伝えるよ。

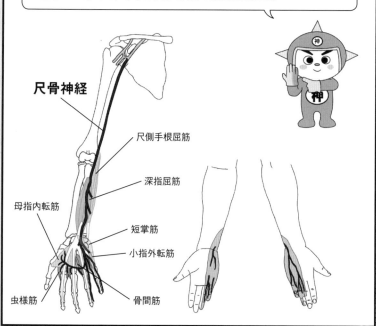

尺骨神経
- 尺側手根屈筋
- 深指屈筋
- 母指内転筋
- 短掌筋
- 小指外転筋
- 虫様筋
- 骨間筋

☑ 末梢神経

脊髄神経 →頚神経前枝→腕神経叢→

①-2-L 肩甲下神経

神経	髄節	皮枝	筋枝
肩甲下神経	C5〜C6		肩甲下筋 大円筋

> 肩甲下神経はC5〜C6の基部から分枝したものが結合して、肩甲下筋と大円筋を支配するよ。

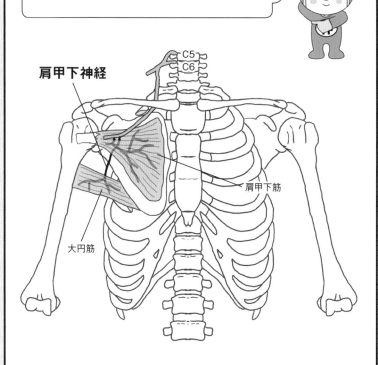

末梢神経

脊髄神経 →頚神経前枝→腕神経叢→

①-2-M 胸背神経

神経	髄節	皮枝	筋枝
胸背神経	C5〜C8		広背筋

> 胸背神経はC5〜C8の基部から分枝したものが結合して、広背筋を支配するよ。

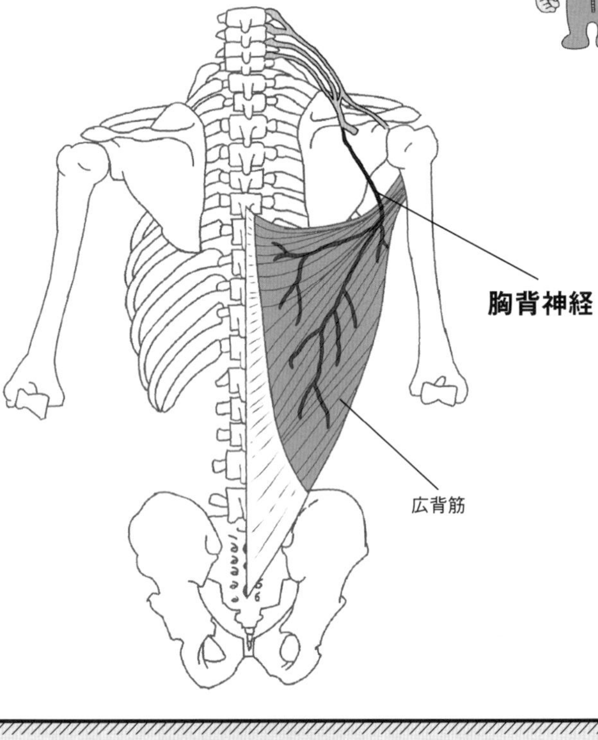

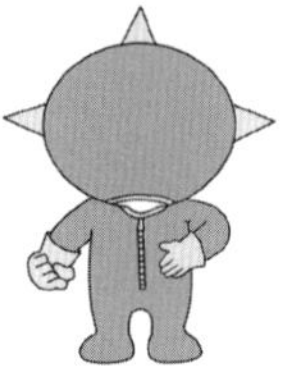

胸背神経

広背筋

☑ 末梢神経

脊髄神経 →頸神経前枝→腕神経叢→

①-2-N 腋窩神経

神経	髄節	皮枝	筋枝
腋窩神経	C5〜C6	肩部	三角筋 小円筋

> 腋窩神経はC5〜C6の基部から分枝したものが結合して、三角筋、小円筋を支配する。途中で上外側上腕皮神経となり、三角筋部の皮膚の感覚を伝えるよ。

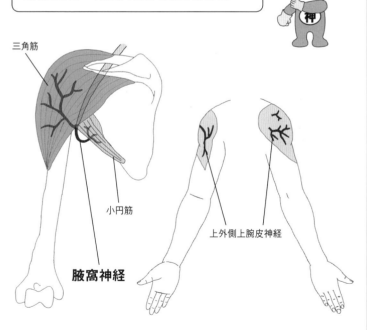

三角筋
小円筋
上外側上腕皮神経
腋窩神経

☑ 末梢神経

脊髄神経 →頚神経・胸神経前枝→腕神経叢→

①-2-O 橈骨神経

神経	髄節	皮枝	筋枝
橈骨神経	C5〜T1	上腕、前腕の後面	上腕筋（筋皮神経との二重支配）、上腕三頭筋、長橈側手根伸筋、短橈側手根伸筋、尺側手根伸筋、総指伸筋、小指伸筋、肘筋、腕橈骨筋、回外筋、示指伸筋、長母指外転筋、短母指伸筋、長母指伸筋

> 橈骨神経はC5〜T1の基部から分枝したものが結合して、上腕骨の後面に回り、橈骨神経溝を下行し、後上腕皮神経、下外側上腕皮神経、後前腕皮神経などの枝を出し、上肢のさまざまな筋を支配するんだ。また、上腕、前腕の後面の感覚も伝えるよ。

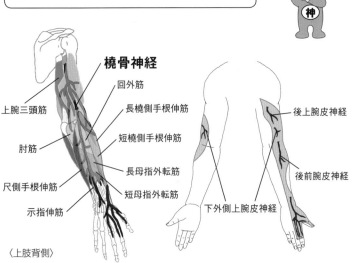

〈上肢背側〉

☑ 末梢神経

ここでは、橈骨神経麻痺、正中神経麻痺、尺骨神経麻痺について説明するよ！

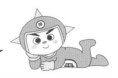

	橈骨神経麻痺	正中神経麻痺	尺骨神経麻痺
成因と病態生理	上腕骨骨折、うたたね、注射などが原因となる。 前腕伸筋群／絞扼	手根管内圧の上昇、狭窄など。 絞扼／母指対立筋／短母指外転筋	肘部管、ギヨン管の狭窄、肘の酷使。 絞扼／骨間筋
症状	前腕伸筋群の麻痺。 下垂手。 知覚障害。 〈下垂手〉	母指対立筋、短母指外転筋、長母指屈筋の麻痺。 猿手。 知覚障害。 〈猿手〉	骨間筋、環指・小指の虫様筋、小指球筋、母指内転筋の麻痺。 鷲手。 知覚障害。 〈鷲手〉
診断	徒手筋力テスト、知覚検査、筋萎縮の有無など。	徒手筋力テスト、知覚検査、筋萎縮の有無など。	徒手筋力テスト、知覚検査、筋萎縮の有無など。 フロマン徴候陽性。
治療	1. 保存的療法：経口ステロイド、ステロイド注射など 2. 重症例：手術療法		

わしゃ　加藤　猿正じゃ!
鷲手　尺骨神経　下垂手　橈骨神経　猿手　正中神経

加藤猿正

☑ **末梢神経**

ゴロ寝で覚える語呂合わせ

各神経と支配筋との組合せを覚えるための語呂合わせだよ！

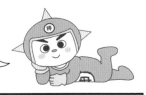

①-2-E　外側胸筋神経

<u>外側胸筋</u>、<u>2つの胸筋支配</u>
外側胸筋神経　　大胸筋・小胸筋
する。

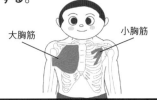

①-2-F　筋皮神経

<u>キンピラ</u>の、<u>上</u>に　<u>ウ</u>
筋皮神経　　　上腕神経　烏口腕筋
<u>二乗</u>せる。
上腕二頭筋

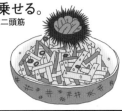

①-2-G　正中神経

<u>戦士</u>の<u>宴会</u>、<u>当の</u>　　<u>紳士</u>が<u>呆け</u>、<u>嘲笑</u>され、<u>帳簿</u>で
浅指屈筋　円回内筋　橈側手根屈筋　深指屈筋　方形回内筋　長掌筋　　長母指屈筋
<u>対立</u>、<u>田んぼ</u>　で
母指対立筋　短母指屈筋
　　　　　　短母指外転筋
<u>無視</u>される。
虫様筋

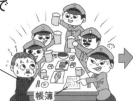
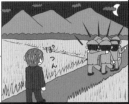

①-2-H　内側胸筋神経

<u>内側胸筋</u>、<u>2つの胸筋支配</u>
内側胸筋神経　大胸筋・小胸筋
する。

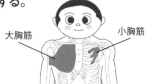

①-2-L　肩甲下神経

<u>健康か</u>〜、<u>健康課</u>　<u>題</u>の
肩甲下神経　　肩甲下筋　　大円筋
<u>五郎</u>さん。
C5・6

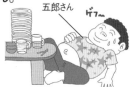

末梢神経

①-2-K　尺骨神経

<u>生涯</u>　<u>母</u>のない、<u>短</u><u>小</u>の<u>尺</u>取り　<u>虫</u>、　<u>紳士</u><u>靴屋</u>で、
小指外転筋　母指内転筋　短掌筋　尺側手根屈筋　虫様筋　深指屈筋

<u>短く小さな</u>靴を買い、<u>酷寒</u>の　<u>田</u>んぼで　<u>ショー</u>したい。
短小指屈筋　　　　　　背側骨間筋　短母指屈筋　小指対立筋
　　　　　　　　　　　掌側骨間筋

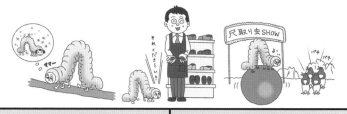

①-2-M　胸背神経

<u>今日</u>は　<u>後輩</u>と！
胸背神経　広背筋

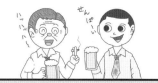

①-2-N　腋窩神経

<u>腋窩</u>に
腋窩神経

<u>山</u>　　<u>椒</u>！
三角筋　小円筋

①-2-O　橈骨神経

<u>ジョーワン</u>さん、<u>海外</u>で<u>駐禁</u>。<u>信金</u>　で帳簿が　<u>合わ</u>んと、
上腕筋　　　　　回外筋　肘筋　伸筋群　長母指外転筋　腕橈骨筋

<u>三回頭</u>を下げる。
上腕三頭筋

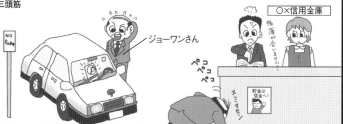

☑ 末梢神経

脊髄神経

→頚神経後枝↲

②-1 後頭下神経　②-2 大後頭神経
②-3 第三後頭神経

神経	髄節	皮枝	筋枝
後頭下神経	C1		深項筋上部
大後頭神経	C2	後頭部	
第三後頭神経	C3	後頚部	

> 頚神経の後枝には、C1の後頭下神経、C2の大後頭神経、C3の第三後頭神経などがある。大後頭神経と第三後頭神経は後頭部の感覚を伝えるよ。

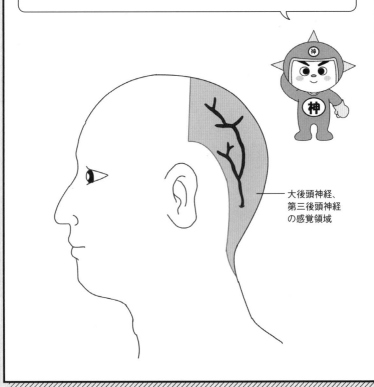

大後頭神経、第三後頭神経の感覚領域

☑ 末梢神経

ゴロ寝で覚える語呂合わせ

頚神経後枝を覚えるための語呂合わせだよ！
国試に出るからしっかりね！

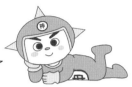

②頚神経後枝

講師が、**口頭**で「**代講**は **第三者**が」と！
後枝　　　後頭下神経　大後頭神経　第三後頭神経

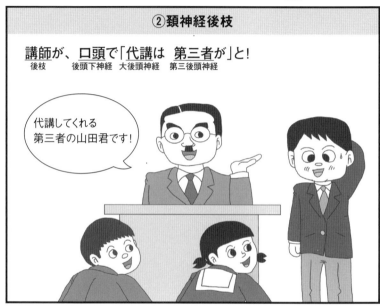

代講してくれる第三者の山田君です！

☑ 末梢神経

脊髄神経 → **胸神経**

①前枝 ─┬─ 1 肋間神経(P87)
　　　　└─ 2 肋下神経(P87)

②後枝(P88)

☑ 末梢神経

脊髄神経 →胸神経前枝→

①-1 肋間神経　①-2 肋下神経

神経	髄節	皮枝	筋枝
肋間神経 肋下神経	T1〜T12	体幹部の皮膚	肋間筋、上後鋸筋、下後鋸筋、胸横筋、腹横筋、内腹斜筋、外腹斜筋、腹直筋、錐体筋

肋間神経は各肋間を、肋下神経は第12肋骨の下を通る。肋間神経は起始部から側副枝を分枝することが多く、さらに肋骨に沿って走行する間に外側皮枝、胸骨付近で前皮枝を分枝するんだ。筋枝は肋間筋や腹筋を支配し、皮枝は体幹部の皮膚感覚を伝えるよ。

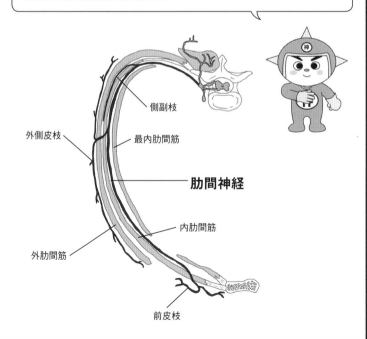

87

☑ 末梢神経

脊髄神経

② 胸神経後枝

神経	髄節	皮枝	筋枝
胸神経後枝	T1～T12	体幹後面	脊柱起立筋

> 胸神経後枝の筋枝は脊柱起立筋を支配し、皮枝は主に体幹部の感覚を伝えるよ。

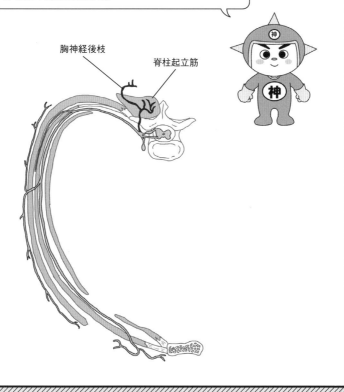

☑ 末梢神経

脊髄神経 → 腰神経・仙骨神経

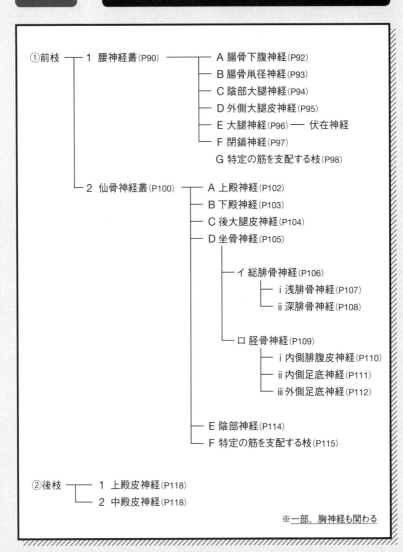

①前枝
- 1 腰神経叢 (P90)
  - A 腸骨下腹神経 (P92)
  - B 腸骨鼠径神経 (P93)
  - C 陰部大腿神経 (P94)
  - D 外側大腿皮神経 (P95)
  - E 大腿神経 (P96) ── 伏在神経
  - F 閉鎖神経 (P97)
  - G 特定の筋を支配する枝 (P98)
- 2 仙骨神経叢 (P100)
  - A 上殿神経 (P102)
  - B 下殿神経 (P103)
  - C 後大腿皮神経 (P104)
  - D 坐骨神経 (P105)
    - イ 総腓骨神経 (P106)
      - i 浅腓骨神経 (P107)
      - ii 深腓骨神経 (P108)
    - ロ 脛骨神経 (P109)
      - i 内側腓腹皮神経 (P110)
      - ii 内側足底神経 (P111)
      - iii 外側足底神経 (P112)
  - E 陰部神経 (P114)
  - F 特定の筋を支配する枝 (P115)

②後枝
- 1 上殿皮神経 (P118)
- 2 中殿皮神経 (P118)

※<u>一部、胸神経も関わる</u>

☑ 末梢神経

脊髄神経 →胸神経・腰神経前枝↴

①-1 腰神経叢の枝

腰神経叢はL1〜L4（T12も参加することがある）の前枝によって構成される。腰神経叢の枝には、A. 腸骨下腹神経、B. 腸骨鼡径神経、C. 陰部大腿神経、D. 外側大腿皮神経、E. 大腿神経（伏在神経）、F. 閉鎖神経、G. 特定の筋を支配する枝がある。

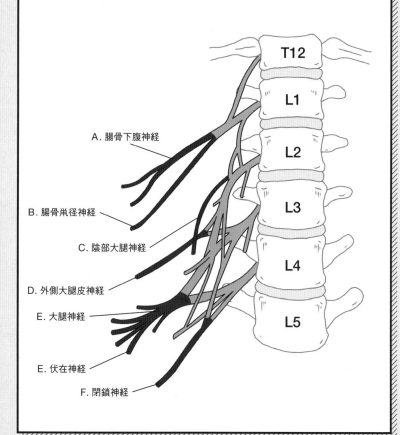

☑ 末梢神経

ゴロ寝で覚える語呂合わせ

腰神経叢の枝を覚えるための語呂合わせだよ！
国試に出るからしっかりね！

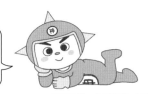

①-1　腰神経叢の枝

<u>容姿</u>は　<u>超鼠</u>！　<u>弊</u>　<u>害</u>で　<u>だいたい</u>　<u>超下</u>の
腰神経叢　腸骨鼠径神経　閉鎖神経　外側大腿皮神経　大腿神経　腸骨下腹神経

<u>陰</u>にいる。
陰部大腿神経

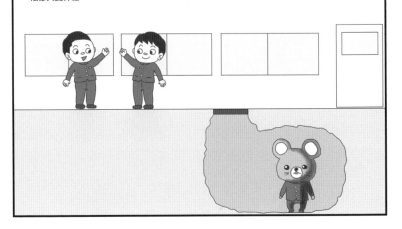

☑ 末梢神経

脊髄神経 →胸神経・腰神経前枝→腰神経叢→

①-1-A 腸骨下腹神経

神経	髄節	皮枝	筋枝
腸骨下腹神経	T12〜L1	鼠径部 殿部外側	腹横筋 内腹斜筋 外腹斜筋

腸骨下腹神経はT12〜L1の基部から分枝したものが結合して、腹横筋、内腹斜筋、外腹斜筋を支配する。また、鼠径部、殿部外側の感覚を伝えるよ。

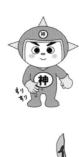

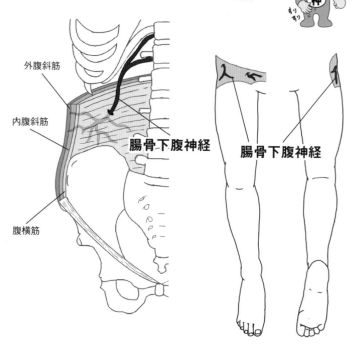

末梢神経

脊髄神経 →腰神経前枝→腰神経叢

①-1-B 腸骨鼠径神経

神経	髄節	皮枝	筋枝
腸骨鼠径神経	L1	男性：陰茎の基部 　　　陰囊の前部 女性：恥丘 　　　陰唇の前部	腹横筋 内腹斜筋 外腹斜筋

> 腸骨鼠径神経はL1の基部から分枝したものが、腸骨下腹神経と並行して走行し、鼠径管を貫通するんだ。腹横筋、内腹斜筋、外腹斜筋を支配する。また、男性では陰茎の基部や陰囊の前部、女性では恥丘や陰唇の前部の感覚を伝えるよ。

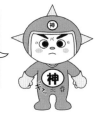

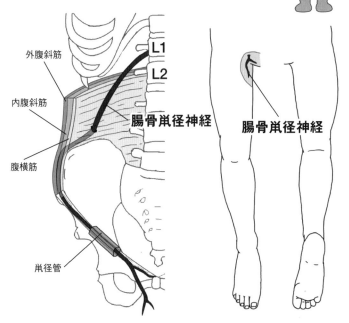

☑ 末梢神経

脊髄神経 →腰神経前枝→腰神経叢→

①-1-C 陰部大腿神経

神経	髄節	皮枝	筋枝
陰部大腿神経	L1〜L2	大腿上部内側 大腿上部前面	精巣挙筋

陰部大腿神経はL1〜L2の基部から分枝したものが結合して、大腰筋を貫通する。その際に、陰部枝と大腿枝に分枝するんだ。
陰部枝：鼡径管を通り、男性の場合、精巣挙筋を支配し、陰嚢に至るよ。
　　　　女性の場合、子宮円索に沿い大陰唇に至るんだ。
大腿枝：大腿動静脈とともに血管裂孔を通り、大腿上端前面の感覚を伝えるよ。

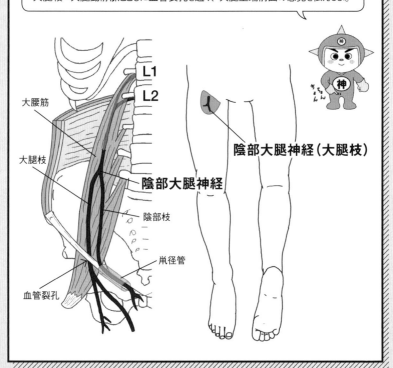

☑ 末梢神経

脊髄神経 →腰神経前枝→腰神経叢→

①-1-D　外側大腿皮神経

神経	髄節	皮枝	筋枝
外側大腿皮神経	L2〜L3	大腿部外側	

> 外側大腿皮神経はL2〜L3の基部から分枝したものが結合し、大腰筋の外側縁を通り、筋裂孔を通過し大腿部外側の感覚を伝えるよ。

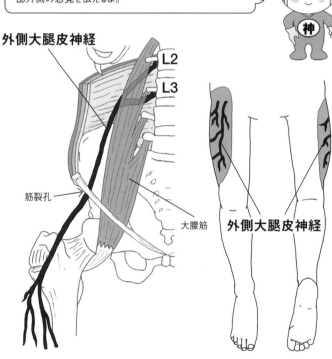

末梢神経

脊髄神経 →腰神経前枝→腰神経叢→

①-1-E 大腿神経

神経	髄節	皮枝	筋枝
大腿神経	L1〜L4	大腿部前面	腸骨筋 恥骨筋 縫工筋 大腿四頭筋 膝関節筋

大腿神経はL1〜L4の基部から分枝したものが結合し、腸骨筋と大腰筋の間を通り、筋裂孔を通過し数本に枝分かれするんだ。筋枝は下肢の筋を支配し、皮枝は前皮枝と伏在神経に分枝し、前皮枝が大腿部前面、伏在神経が下腿部内側と足の内側の感覚を伝えるよ。

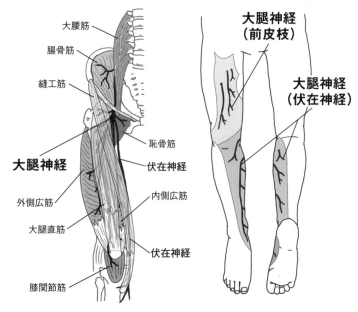

☑ 末梢神経

脊髄神経 →腰神経前枝→腰神経叢↴

①-1-F 閉鎖神経

神経	髄節	皮枝	筋枝
閉鎖神経	L2〜L4	大腿部内側	外閉鎖筋、恥骨筋、薄筋、長内転筋、短内転筋、大内転筋

> 閉鎖神経はL2〜L4の基部から分枝したものが結合して、大腰筋の内側を通り、閉鎖動静脈とともに閉鎖管を通過し、大腿部を下るんだ。筋枝は外閉鎖筋などを支配する。また、大腿部内側の感覚を伝えるよ。

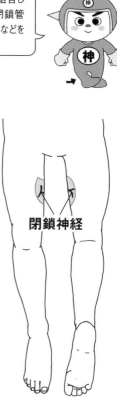

- 大腰筋
- 外閉鎖筋
- 恥骨筋
- 短内転筋
- 長内転筋
- **閉鎖神経**
- 大内転筋
- 薄筋

閉鎖神経

☑ 末梢神経

脊髄神経 →胸神経・腰神経前枝→腰神経叢

①-1-G 特定の筋を支配する枝

神経	髄節	皮枝	筋枝
腰神経叢の枝	T12〜L3		腰方形筋
	L1〜L2		小腰筋
	L2〜L4		大腰筋

腰神経叢は後腹壁の腰方形筋や、寛骨内筋の大腰筋、小腰筋に直接筋枝を出すよ。

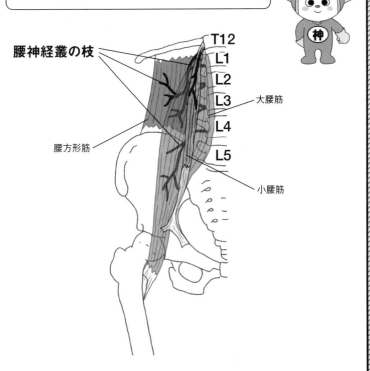

☑ 末梢神経

ゴロ寝で覚える語呂合わせ

神経と支配筋との組合せを覚えるための語呂合わせだよ!

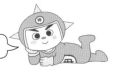

①-1-A　腸骨下腹神経

蝶の下腹部　複写して、服を!
- 蝶の下腹部 → 腸骨下腹神経
- 複写して → 内・外腹斜筋
- 服を → 腹横筋

①-1-B　腸骨鼡径神経

腸のソテー、くしゃくしゃにして食おう!
- 腸のソテー → 腸骨鼡径神経
- くしゃくしゃ → 内腹斜筋 外腹斜筋
- 食おう → 腹横筋

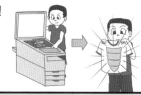
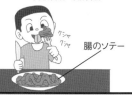

①-1-C　陰部大腿神経

陰部はだいたいで　清掃する。
- 陰部はだいたいで → 陰部大腿神経
- 清掃する → 精巣挙筋

①-1-E　大腿神経

だいたい　地　方は室　長が死闘する。
- だいたい → 大腿神経
- 地 → 恥骨筋
- 方 → 縫工筋
- 室 → 膝関節筋
- 長 → 腸骨筋
- 死闘する → 大腿四頭筋

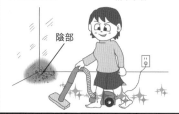
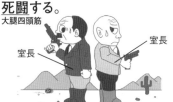

①-1-F　閉鎖神経

閉鎖した 町内、白金 足んないので、外　地へ ダイナマイトを。
- 閉鎖した → 閉鎖神経
- 町内 → 長内転筋
- 白金 → 薄筋
- 足んない → 短内転筋
- 外 → 外閉鎖筋
- 地 → 恥骨筋
- ダイナマイト → 大内転筋

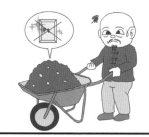
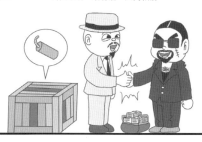

☑ 末梢神経

脊髄神経 →腰神経・仙骨神経前枝→

①-2 仙骨神経叢の枝

仙骨神経叢はL4〜S4の前枝によって構成される。仙骨神経叢の枝には、A. 上殿神経、B. 下殿神経、C. 後大腿皮神経、D. 坐骨神経、E. 陰部神経、F. 特定の筋を支配する枝がある。

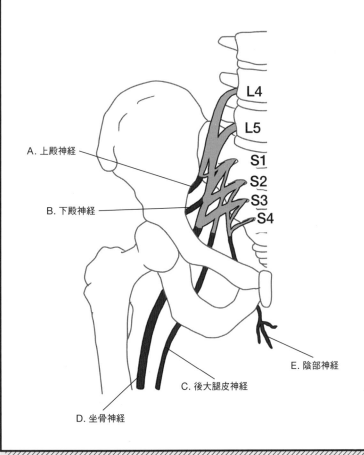

末梢神経

ゴロ寝で覚える語呂合わせ

仙骨神経叢の枝を覚えるための語呂合わせだよ！
国試に出るからしっかりね！

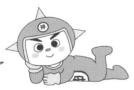

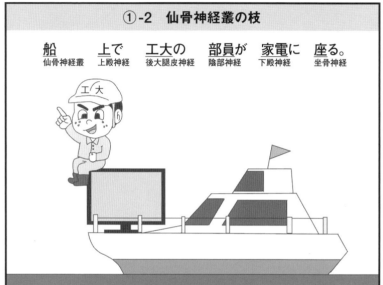

①-2 仙骨神経叢の枝

船	上で	工大の	部員が	家電に	座る。
仙骨神経叢	上殿神経	後大腿皮神経	陰部神経	下殿神経	坐骨神経

☑ 末梢神経

脊髄神経 →腰神経・仙骨神経前枝→仙骨神経叢↴

①-2-A 上殿神経

神経	髄節	皮枝	筋枝
上殿神経	L4〜S1		中殿筋 小殿筋 大腿筋膜張筋

> 上殿神経はL4〜S1の基部から分枝したものが結合して、梨状筋上孔を通り、小骨盤を通過するんだ。中殿筋と小殿筋の間を抜け、両筋を支配し、さらに大腿筋膜張筋も支配するよ。

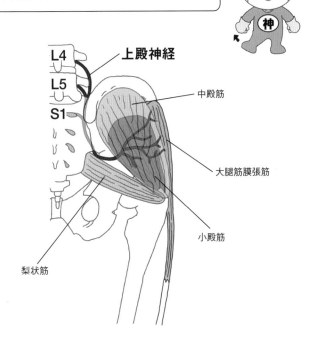

☑ 末梢神経

脊髄神経 →腰神経・仙骨神経前枝→仙骨神経叢↴

①-2-B 下殿神経

神経	髄節	皮枝	筋枝
下殿神経	L5～S2		大殿筋

下殿神経はL5～S2の基部から分枝したものが結合して、梨状筋下孔を通り、大殿筋を支配するよ。

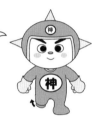

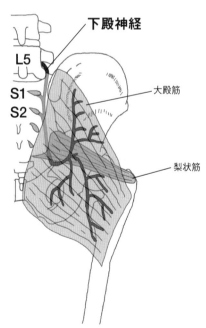

☑ 末梢神経

脊髄神経 →仙骨神経前枝→仙骨神経叢→

①-2-C 後大腿皮神経

神経	髄節	皮枝	筋枝
後大腿皮神経	S1〜S3	殿部下縁 大腿後面 膝窩	

後大腿皮神経はS1〜S3の基部から分枝したものが結合して、梨状筋下孔を通り、下行しながら下殿皮神経や会陰枝を出し、大腿後面〜腓腹部の皮膚の感覚を伝えるよ。

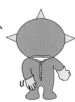

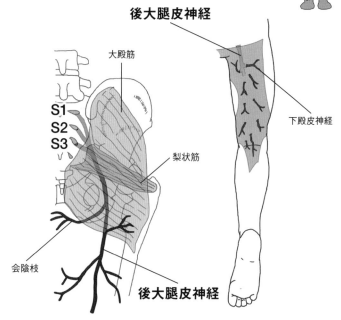

☑ 末梢神経

脊髄神経 →腰神経・仙骨神経前枝→仙骨神経叢→

①-2-D 坐骨神経

坐骨神経は、L4〜S3の基部から分枝した総腓骨神経と脛骨神経が同じ被膜に包まれて構成されるんだ。後大腿皮神経と同様に、梨状筋下孔を通り、坐骨結節と大転子間を下行しながら、総腓骨神経、脛骨神経がそれぞれ枝を出し、さまざまな筋を支配する。また、下腿後面や足底部などの感覚も伝えるよ。

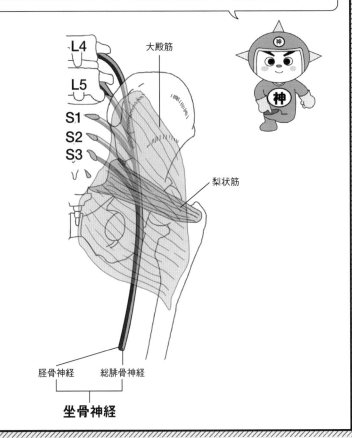

☑ 末梢神経

脊髄神経 →腰神経・仙骨神経前枝→仙骨神経叢→坐骨神経↴

①-2-D-イ 総腓骨神経

神経	髄節	皮枝	筋枝
総腓骨神経	L4〜S2	下腿外側	大腿二頭筋短頭

総腓骨神経は大腿二頭筋長頭の内側を下行し、途中で大腿二頭筋短頭に枝を出し、これを支配するんだ。また外側腓腹皮神経という枝を出し、下腿外側の感覚を伝える。その後、腓骨頭をまわって長腓骨筋を貫き、下腿前面で、浅腓骨神経と深腓骨神経に分枝するよ。

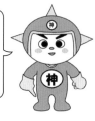

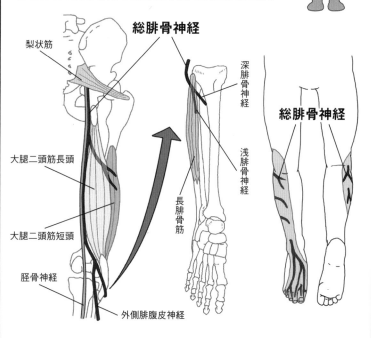

☑ 末梢神経

脊髄神経 →腰神経・仙骨神経前枝→仙骨神経叢→坐骨神経→総腓骨神経↴

①-2-D-イ-i 浅腓骨神経

神経	髄節	皮枝	筋枝
浅腓骨神経	L4〜S2	足背部	長腓骨筋 短腓骨筋

> 浅腓骨神経は総腓骨神経から分枝した後、長腓骨筋と短腓骨筋の間を下行し、両筋を支配する。その後、下腿遠位部で皮下に現れて、皮枝である内側足背皮神経と中間足背皮神経に分かれて足背の感覚を伝えるよ。

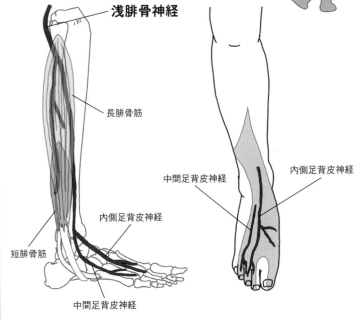

☑ 末梢神経

脊髄神経 →腰神経・仙骨神経前枝→仙骨神経叢→坐骨神経→総腓骨神経→

①-2-D-イ-ii　深腓骨神経

神経	髄節	皮枝	筋枝
深腓骨神経	L4〜S2	足背部	前脛骨筋、長指伸筋、長母指伸筋、第三腓骨筋、短母指伸筋、短指伸筋

深腓骨神経は長腓骨筋と長指伸筋を貫いて、長指伸筋と前脛骨筋の間を下行し足背に至るんだ。その間に前脛骨筋、長指伸筋、長母指伸筋、第三腓骨筋、短母指伸筋、短指伸筋に枝を出し、これらの筋を支配する。また、背側指神経に分かれて足背の一部の感覚を伝えるよ。

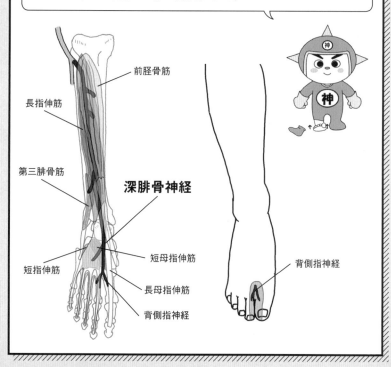

☑ 末梢神経

脊髄神経 →腰神経・仙骨神経前枝→仙骨神経叢→坐骨神経⤵

①-2-D-ロ 脛骨神経

神経	髄節	皮枝	筋枝
脛骨神経	L4～S3	下腿後面など	大腿二頭筋長頭、半腱様筋、半膜様筋、腓腹筋、ヒラメ筋、足底筋、膝窩筋、後脛骨筋、長指屈筋、長母指屈筋

> 脛骨神経は総腓骨神経と分かれて、膝窩の中央、腓腹筋の外側頭と内側頭の間を下行する。その間、内側腓腹皮神経を出し、下腿後面の感覚を伝える。その後、下腿部ではヒラメ筋の深層に潜り込み、長母指屈筋と長指屈筋の間を下行する。最後は内果をまわり、足底で内側足底神経と外側足底神経に分枝する。筋枝は大腿二頭筋長頭などを支配するよ。

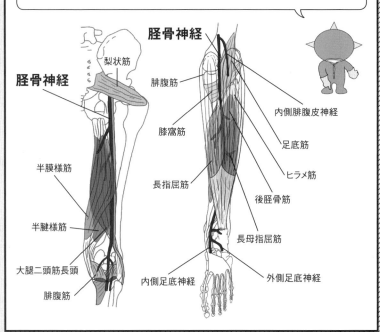

☑ 末梢神経

脊髄神経
→腰神経・仙骨神経前枝→仙骨神経叢→坐骨神経→脛骨神経→

①-2-D-ロ-i 内側腓腹皮神経

神経	髄節	皮枝	筋枝
内側腓腹皮神経	L4〜S3	下腿後面 足の外側	

内側腓腹皮神経は脛骨神経の皮枝であり、膝窩のあたりで脛骨神経から分枝するんだ。その後、総腓骨神経の外側腓腹皮神経からの交通枝と接合して腓腹神経となる。腓腹神経は外果の後方で外側足背皮神経、外側踵骨枝を出す。これらの神経は下腿後面や足の外側の感覚を伝えるよ。

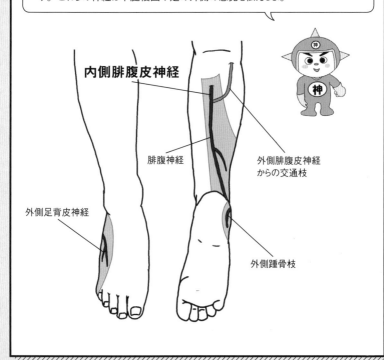

末梢神経

脊髄神経 →腰神経・仙骨神経前枝→仙骨神経叢→坐骨神経→脛骨神経→

①-2-D-ロ-ⅱ 内側足底神経

神経	髄節	皮枝	筋枝
内側足底神経	L4〜S3	足底内側部	母指外転筋 短母指屈筋 短指屈筋 第1虫様筋

内側足底神経は母指外転筋に覆われ、短母指屈筋と短指屈筋の間を走行するんだ。筋枝は、母指外転筋、短母指屈筋、短指屈筋、第1虫様筋を支配する。また、足底内側部の感覚を伝えるよ。

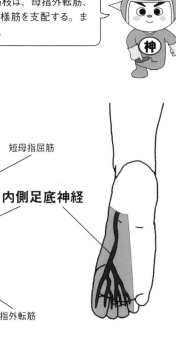

- 第1虫様筋
- 短母指屈筋
- 内側足底神経
- 短指屈筋
- 母指外転筋

☑ 末梢神経

脊髄神経 →腰神経・仙骨神経前枝→仙骨神経叢→坐骨神経→脛骨神経⤵

①-2-D-ロ-iii 外側足底神経

神経	髄節	皮枝	筋枝
外側足底神経	L4〜S3	足底外側部	母指内転筋、小指外転筋、短小指屈筋、足底方形筋、第2〜4虫様筋、足底骨間筋、背側骨間筋

外側足底神経は短指屈筋と足底方形筋の間を走行するんだ。筋枝は、母指内転筋、小指外転筋、短小指屈筋、足底方形筋、第2〜4虫様筋、足底骨間筋、背側骨間筋を支配する。また、足底外側部の感覚を伝えるよ。

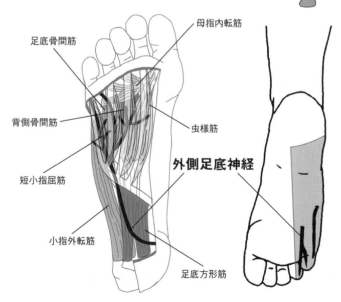

末梢神経

ここでは総腓骨神経麻痺・脛骨神経麻痺について説明するよ！

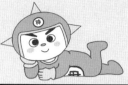

	成因と病態生理	症状	診断	治療	予後
総腓骨神経麻痺	絞扼 術中麻酔下での圧迫、ギプスや牽引架台による圧迫などによる。	知覚障害。 足関節、足趾の背屈不可。 下垂足。 鶏歩を呈する。	筋萎縮の有無など。徒手筋力テスト、知覚検査、	1. 保存的治療：経口ステロイド、ステロイド注射など。 2. 重症例：手術療法。	神経移植などでは機能の回復は期待できない。軽症例では予後良好。
脛骨神経麻痺	絞扼 絞扼 脛骨神経走行部における外傷、足根管症候群として内果の下の部分で圧迫を受けることなどによる。	知覚障害。 足の底屈、内転不可。 踵足（鉤足）。			

☑ 末梢神経

脊髄神経 →仙骨神経前枝→仙骨神経叢→

①-2-E 陰部神経

神経	髄節	皮枝	筋枝
陰部神経	S2〜S4	肛門 陰嚢・陰唇後部 陰茎・陰核	外肛門括約筋 浅会陰横筋 深会陰横筋 坐骨海綿体筋 球海綿体筋

陰部神経はS2〜S4の基部から分枝したものが結合して、梨状筋下孔から出て、小坐骨孔をくぐり陰部神経管(アルコック管)を通過し、会陰部に至るんだ。陰部神経管内で下直腸神経を出し、その後、会陰神経と陰茎(陰核)背神経に分かれるよ。

下直腸神経：筋枝は外肛門括約筋を支配。皮枝は肛門周囲の感覚を伝える。
会陰神経：筋枝は会陰の筋と外肛門括約筋の一部を支配。皮枝は陰嚢(♂)、陰唇(♀)の感覚を伝える。
陰茎背神経(♂)・陰核背神経(♀)：陰茎や陰核などの感覚を伝える。

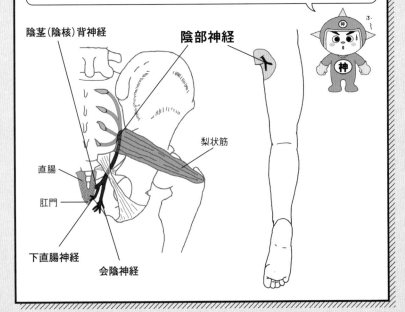

☑ 末梢神経

脊髄神経 →腰神経・仙骨神経前枝→仙骨神経叢

①-2-F 特定の筋を支配する枝

神経	髄節	皮枝	筋枝
仙骨神経叢	L4〜S4		梨状筋、内閉鎖筋、上双子筋、下双子筋、大腿方形筋、肛門挙筋、尾骨筋

> 仙骨神経叢は、梨状筋、内閉鎖筋、上双子筋、下双子筋、大腿方形筋、肛門挙筋、尾骨筋などにいくつかの枝を直接出して、これらの筋を支配するよ。

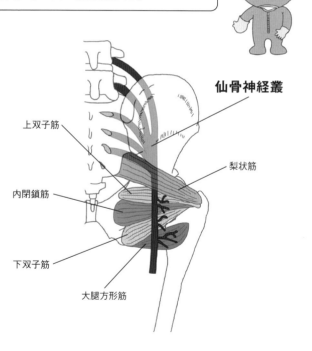

☑ 末梢神経

ゴロ寝で覚える語呂合わせ

各神経と感覚の領域や支配筋との組合せを覚えるための語呂合わせだよ！

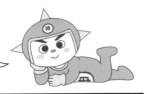

①-2-A　上殿神経

<u>上</u>の殿 <u>中小企業</u> <u>幕張</u>に。
上殿神経　中殿筋、小殿筋　大腿筋膜張筋

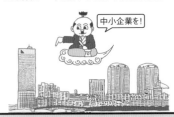

①-2-B　下殿神経

<u>家電</u>は <u>大</u>で！
下殿神経　大殿筋

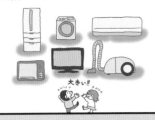

①-2-D-イ　総腓骨神経

<u>総評</u> <u>に担当</u> 者を！
総腓骨神経　大腿二頭筋短頭

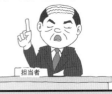

①-2-D-イ-i　浅腓骨神経

<u>朝日</u>に <u>タンチョウ鶴</u>。
浅腓骨神経　短腓骨筋、長腓骨筋

①-2-D-イ-ii　深腓骨神経

<u>神秘的な</u> <u>銚子</u>の <u>眺望</u>。<u>単身</u>さん、<u>田んぼ</u>から <u>前景を</u>
深腓骨神経　長指伸筋　長母指伸筋　短指伸筋　短母指伸筋　前脛骨筋
<u>見る</u>。
第三腓骨筋

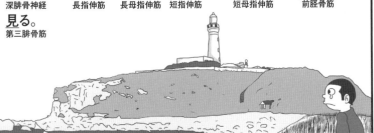

末梢神経

①-2-D-ロ　脛骨神経

<u>ケイコの</u>　<u>後継者</u>、<u>銚子の</u>　<u>ヒラメ</u>、<u>皮膚を</u>　<u>ハンマー</u>で
脛骨神経　　後脛骨筋　　長指屈筋　　ヒラメ筋　腓腹筋　　半膜様筋

<u>丁度</u>　　　　<u>半分</u>に。　<u>しっかり</u>と　<u>測定</u>し、<u>帳簿</u>に記す。
大腿二頭筋長頭　半腱様筋　　膝窩筋　　　足底筋　　長母指屈筋

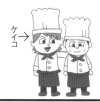

①-2-D-ロ-ii　内側足底神経

<u>内職</u>で　<u>母子</u>が　<u>田んぼ</u>で
内側足底神経　母指外転筋　短母指屈筋

<u>楽しく</u>　<u>一昼夜</u>。
短指屈筋　　第1虫様筋

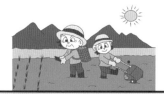

①-2-E　陰部神経

<u>部員</u>が　　<u>海面</u>で
陰部神経　　坐骨海綿体筋、球海綿体筋

<u>印欧</u>　　　　　　　　<u>外交活躍</u>！
浅会陰横筋、深会陰横筋　　外肛門括約筋

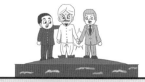

①-2-D-ロ-iii　外側足底神経

<u>外食</u>で　<u>2～4匹の虫</u>で　<u>母子泣いて</u>、<u>生涯</u>　　<u>呆けた</u>
外側足底筋　第2～4虫様筋　　母子内転筋　小指外転筋　足底方形筋

<u>コック</u>、　　　　<u>短所</u>はクッキング。
足底骨間筋、背側骨間筋　短小指屈筋

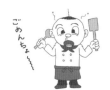

☑ 末梢神経

脊髄神経 →腰神経・仙骨神経後枝→

②-1 上殿皮神経　②-2 中殿皮神経

神経	髄節	皮枝	筋枝
上殿皮神経	L1〜L3	殿部上部	
中殿皮神経	S1〜S3	殿部中央	

上殿皮神経はL1〜L3後枝の外側枝であり、殿部上部の感覚を伝えるよ。
中殿皮神経はS1〜S3後枝の外側枝であり、殿部中央の感覚を伝えるよ。

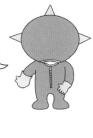

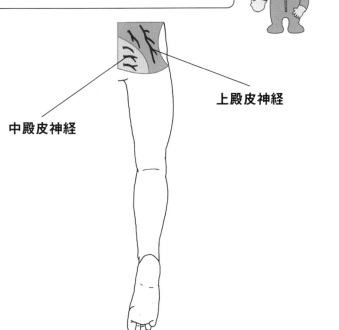

上殿皮神経

中殿皮神経

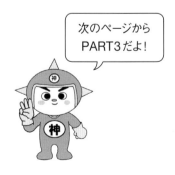

PART 3
自律神経

Autonomic Nerve

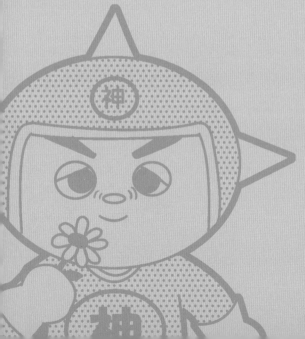

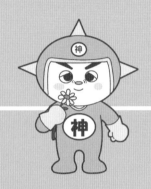

〈自律神経とは〉

自律神経は主に平滑筋や腺に分布し、その運動や分泌を支配する。
原則として身体を興奮状態に導く交感神経と、抑制状態に導く副交感神経に分類される。自律神経は標的器官に達する際、原則として、途中でシナプスを経由するという特徴を持つ。
中枢神経系から起こる神経線維を節前線維、標的器官に分布するものを節後線維という。

☑ 自律神経

1 交感神経の走行

交感神経は胸髄および腰髄から起始し、脊柱管を出る際に脊髄神経と分かれ、白交通枝となり交感神経幹に入る。その後、標的器官によって異なるいくつかのルートを持つ。

ルート1：頭頚部、胸部に分布するもの

交感神経幹にある幹神経節でニューロンを代え、節後線維は血管に沿って標的器官に達する。

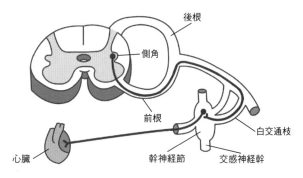

ルート2：腹部、骨盤内臓に分布するもの

幹神経節でシナプスをつくらず、末梢にある神経節でシナプスをつくり、節後線維は動脈に沿って標的器官に達する。

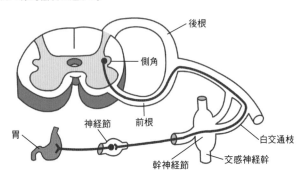

☑ 自律神経

ルート3：体幹、体肢に分布するもの

幹神経節でシナプスをつくり、節後線維は灰白交通枝を形成し、脊髄神経と合流し、皮膚血管や汗腺、立毛筋に達する。

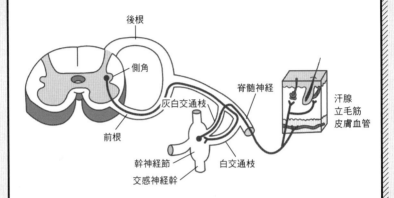

※ 副交感神経の走行

一部の脳神経（動眼神経、顔面神経、舌咽神経、迷走神経）と脊髄神経（S2～S4）の中に混入して走行する。血管との関係は、ほとんど認められない。

☑ 自律神経

2 交感神経の概要図

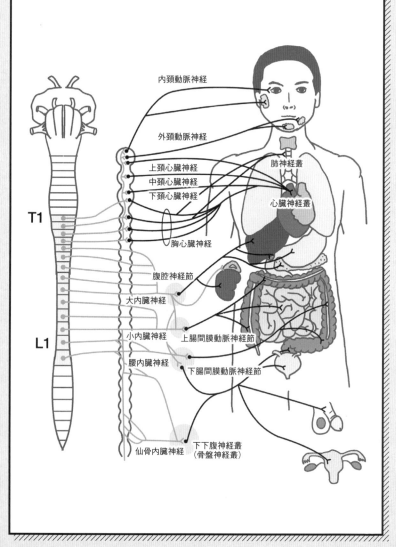

3 副交感神経の概要図

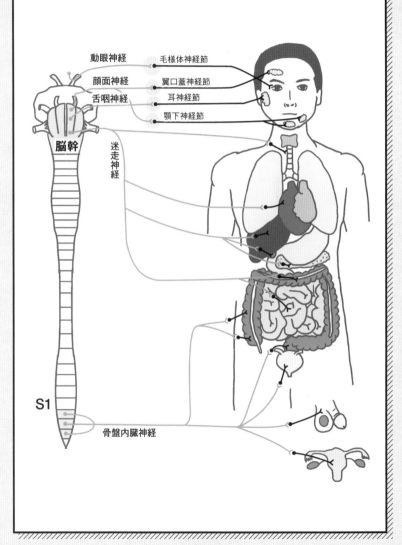

付録

資料

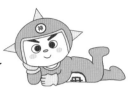

ここでは、神経が通過する部位（孔や管など）について整理するよ！

頭蓋

大後頭孔	後頭骨	副神経
舌下神経管		舌下神経
上眼窩裂	蝶形骨	動眼神経、滑車神経、外転神経、眼神経
下眼窩裂		眼窩下神経、頬骨神経
視神経管		視神経
正円孔		上顎神経
卵円孔		下顎神経
内耳孔	側頭骨	顔面神経、内耳神経
頚静脈孔	側頭骨・後頭骨	舌咽神経、迷走神経、副神経
茎乳突孔	側頭骨	顔面神経
下顎孔	下顎骨	下歯槽神経
オトガイ孔		オトガイ神経

横隔膜

大動脈裂孔	交感神経
大静脈孔	右横隔神経
食道裂孔	迷走神経、左横隔神経

上肢

手根管	正中神経
尺骨神経管	尺骨神経

下肢

筋裂孔	大腿神経、大腿外側皮神経
血管裂孔	陰部大腿神経大腿枝
梨状筋上孔	上殿神経
梨状筋下孔	下殿神経、坐骨神経、陰部神経、後大腿皮神経
小坐骨孔	陰部神経
大腿三角	大腿神経
内転筋管	伏在神経
膝窩	坐骨神経（脛骨神経、総腓骨神経）
足根管	脛骨神経

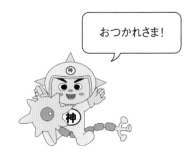

INDEX

い
陰部神経 (いんぶしんけい) ······ 114
陰部大腿神経 (いんぶだいたいしんけい) ······ 94

え
腋窩神経 (えきかしんけい) ······ 79
延髄 (えんずい) ······ 11

お
横隔神経 (おうかくしんけい) ······ 60

か
外側胸筋神経 (がいそくきょうきんしんけい) ······ 71
外側足底神経 (がいそくそくていしんけい) ······ 112
外側大腿皮神経 (がいそくだいたいひしんけい) ······ 95
外転神経 (がいてんしんけい) ······ 33
下顎神経 (かがくしんけい) ······ 31
滑車神経 (かっしゃしんけい) ······ 27
下殿神経 (かでんしんけい) ······ 103
眼神経 (がんしんけい) ······ 29
間脳 (かんのう) ······ 14
顔面神経 (がんめんしんけい) ······ 34
顔面神経麻痺 (がんめんしんけいまひ) ······ 38

き
嗅神経 (きゅうしんけい) ······ 24
橋 (きょう) ······ 12
胸神経 (きょうしんけい) ······ 86
胸神経後枝 (きょうしんけいこうし) ······ 88
胸神経前枝 (きょうしんけいぜんし) ······ 87
胸背神経 (きょうはいしんけい) ······ 78
筋皮神経 (きんぴしんけい) ······ 72

け
頸横神経 (けいおうしんけい) ······ 58
脛骨神経 (けいこつしんけい) ······ 109
頸神経 (けいしんけい) ······ 55
頸神経叢 (けいしんけいそう) ······ 56
頸神経ワナ (けいしんけいわな) ······ 59
肩甲下神経 (けんこうかしんけい) ······ 77
肩甲上神経 (けんこうじょうしんけい) ······ 67
肩甲背神経 (けんこうはいしんけい) ······ 64

こ
交感神経 (こうかんしんけい) ······ 122-124
後大腿皮神経 (こうだいたいひしんけい) ······ 104
後頭下神経 (こうとうかしんけい) ······ 84

さ
鎖骨下筋神経 (さこつかきんしんけい) ······ 66
鎖骨上神経 (さこつじょうしんけい) ······ 58
坐骨神経 (ざこつしんけい) ······ 105
三叉神経 (さんさしんけい) ······ 28

し
視神経 (ししんけい) ······ 25
尺骨神経 (しゃっこつしんけい) ······ 76
尺骨神経麻痺 (しゃっこつしんけいまひ) ······ 81
上顎神経 (じょうがくしんけい) ······ 30
小後頭神経 (しょうこうとうしんけい) ······ 58
上殿神経 (じょうでんしんけい) ······ 102
上殿皮神経 (じょうでんひしんけい) ······ 118
小脳 (しょうのう) ······ 15
自律神経 (じりつしんけい) ······ 120
深腓骨神経 (しんひこつしんけい) ······ 108

す
髄膜 (ずいまく) ······ 19

せ
正中神経 (せいちゅうしんけい) ······ 73
正中神経麻痺 (せいちゅうしんけいまひ) ······ 81
脊髄 (せきずい) ······ 10
脊髄神経 (せきずいしんけい) ······ 53
舌咽神経 (ぜついんしんけい) ······ 40
舌下神経 (ぜっかしんけい) ······ 50
仙骨神経 (せんこつしんけい) ······ 89
仙骨神経叢 (せんこつしんけいそう) ······ 100
浅腓骨神経 (せんひこつしんけい) ······ 107

そ
総腓骨神経（そうひこつしんけい） ……………… 106
た
大後頭神経（だいこうとうしんけい） ……………… 84
第三後頭神経（だいさんこうとうしんけい） ………… 84
大耳介神経（だいじかいしんけい） ……………… 58
大腿神経（だいたいしんけい） ………………… 96
大脳（だいのう） ……………………………… 16
大脳基底核（だいのうきていかく） ……………… 17
ち
中枢神経（ちゅうすうしんけい） ………………… 8
中殿皮神経（ちゅうでんひしんけい） …………… 118
中脳（ちゅうのう） …………………………… 13
長胸神経（ちょうきょうしんけい） ……………… 65
腸骨下腹神経（ちょうこつかふくしんけい） ……… 92
腸骨鼡径神経（ちょうこつそけいしんけい） ……… 93
と
動眼神経（どうがんしんけい） ………………… 26
橈骨神経（とうこつしんけい） ………………… 80
橈骨神経麻痺（とうこつしんけいまひ） ………… 81
な
内耳神経（ないじしんけい） …………………… 39
内側胸筋神経（ないそくきょうきんしんけい） ……… 74
内側上腕皮神経（ないそくじょうわんひしんけい） … 75
内側前腕皮神経（ないそくぜんわんひしんけい） …… 75
内側足底神経（ないそくそくていしんけい） ……… 111
内側腓腹皮神経（ないそくひふくひしんけい） … 110
の
脳（のう） …………………………………… 11
脳室（のうしつ） ……………………………… 18
脳神経（のうしんけい） ………………………… 23
ふ
副交感神経（ふくこうかんしんけい） …………… 125
副神経（ふくしんけい） ………………………… 49
へ
閉鎖神経（へいさしんけい） …………………… 97
ま
末梢神経（まっしょうしんけい） ………………… 20
め
迷走神経（めいそうしんけい） ………………… 44
よ
腰神経（ようしんけい） ………………………… 89
腰神経叢（ようしんけいそう） ………………… 90
ろ
肋下神経（ろっかしんけい） …………………… 87
肋間神経（ろっかんしんけい） ………………… 87
わ
腕神経叢（わんしんけいそう） ……………… 62,69

【参考文献】

東洋療法学校協会偏　『解剖学』（医歯薬出版株式会社）

東洋療法学校協会偏　『生理学』（医歯薬出版株式会社）

Frank H.Netter著　相磯貞和訳　『ネッター　解剖アトラス　原著第4版』（南江堂）

坂井建雄・松村讓兒監修　『プロメテウス　解剖学アトラス』（医学書院）

坂井建雄・河原克雅著　『カラー図解　人体の正常構造と機能』（日本医事新報社）

医療情報科学研究所編　『病気がみえる　vol.7脳・神経』（メディックメディア）

工藤佳久著・画　『もっとよくわかる！脳神経科学』（羊土社）

Robert H.Whitaker, Neil R. Borley著　樋口桂訳　『インスタントアナトミー　原著第3版』（医歯薬出版株式会社）

左明著　吉田篤監修　『早わかり　解剖学ハンドブック』（ナツメ社）

国試黒本製作委員会編　『国試黒本　上巻』（AQAMOON）

原田晃著　『マッスルインパクト』（医道の日本社）

原田晃著　『ボーンインパクト』（医道の日本社）

【著者略歴】

原田　晃
Akira Harada

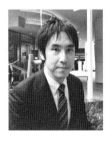

鍼師・灸師。1973年千葉県生まれ。筑波大学大学院人間総合科学研究科修了。伝統工芸品の営業、昆虫の研究などの職業を経て中央医療学園鍼灸学科に入学。卒業後、東京衛生学園臨床教育専攻科に進み、現在はお茶の水はりきゅう専門学校副校長。
Famille 銀座鍼灸院院長。

イラスト：原田晃
編集協力：福永篤志（国家公務員共済組合連合会立川病院脳神経外科医長）
　　　　　片山聡恵（さくら鍼灸治療院、鍼灸専門学校非常勤教員）
本文・カバーデザイン：掛川竜
本文DTP：十文字茜（株式会社アイエムプランニング）

神経インパクト

2016年10月31日　初版第1刷発行
2021年10月 5 日　初版第4刷発行

著者　　　原田晃
発行者　　戸部慎一郎
発行所　　株式会社医道の日本社
　　　　　〒237-0068　神奈川県横須賀市追浜本町1-105
電話　　　046-865-2161
FAX　　　046-865-2707

2016 ©原田晃
印刷　　ベクトル印刷株式会社
ISBN：978-4-7529-3118-8 C3047
本書の無断複写・複製・転載を禁じます。

インパクトシリーズ　原田晃 著

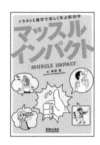

イラストと雑学で楽しく学ぶ解剖学
マッスルインパクト

基本的な筋の形状や作用をわかりやすく解説した、「インパクトシリーズ」第1段。筋にまつわる雑学エピソードをいくつも織り交ぜており、これから解剖学を学ぼうとする方に最適な1冊です。
B6判　106頁　定価1,500円＋税

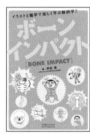

イラストと雑学で楽しく学ぶ解剖学2
ボーンインパクト

「筋」の次は「骨」を学ぼう！　シリーズ第2段は、骨格の部位ごとに、主要な骨の仕組みや形状、働きなどを網羅しました。著者オリジナルのかわいいイラスト、楽しい雑学は、本書でも盛りだくさん。
B6判　112頁　定価1,500円＋税

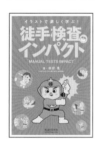

イラストで楽しく学ぶ！
徒手検査インパクト

整形外科疾患に対する徒手検査法がテーマ。検査が得意な男の子「けんちゃん」が、徒手検査法の手技の流れ、メカニズム、注意すべきポイントを一生懸命にわかりやすく解説します。
B6判　116頁　定価1,500円＋税

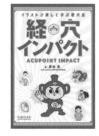

イラストで楽しく学ぶ取穴法
経穴インパクト

WHO/WPRO決定の361穴の取り方を、ビジュアルで学ぶことができるテキストです。取穴が得意な男の子「ツボッキー」が、取穴の注意点、主治や解剖などについて指南します。
B6判　248頁　定価2,500＋税